河南省卫生健康委员会立项资助项目

主编 | 许敬生

长寿歌

——古代健康长寿诗文选读

U0222680

河南科学技术出版社

·郑州·

图书在版编目（CIP）数据

长寿歌：古代健康长寿诗文选读 / 许敬生主编. —郑州：河南科学技术出版社，2021.6（2023.3重印）

ISBN 978-7-5725-0465-5

Ⅰ.①长…　Ⅱ.①许…　Ⅲ.①养生（中医）—普及读物　Ⅳ.①R212-49

中国版本图书馆CIP数据核字（2021）第120025号

出版发行：河南科学技术出版社
　　　　　地址：郑州市郑东新区祥盛街27号　　邮编：450016
　　　　　电话：（0371）65737028　65788629
　　　　　网址：www.hnstp.cn
策划编辑：马艳茹　高　杨
责任编辑：杨　莉　张　翼
责任校对：尹凤娟
封面设计：薛　莲
责任印制：朱　飞
印　　刷：三河市同力彩印有限公司
经　　销：全国新华书店
开　　本：720 mm×1 020 mm　1/16　　印张：18　字数：220千字
版　　次：2023年3月第2次印刷
定　　价：158.00元

前　言

中国是一个诗文大国，从《诗经》汉赋到唐诗、宋词、元曲，再到当今的诗词民歌，作品可谓浩如烟海，其中有不少反映养生保健方面的内容。这些诗作不仅大大丰富了诗文宝库，而且为博大精深的中医药文化增添了光彩。其字里行间洋溢着的智慧与温馨，使读者既学到了文学和医药知识，又得到了美的享受。

在我国文化史上，对古代诗词的研究代不乏人，且多有鸿篇巨制，研究健康长寿的专著更是佳作累累。但将二者结合起来，从养生的角度研究古代诗文的著作尚不多，有很多有关养生的诗文仅被人们视为文学作品来阅读和欣赏。

随着人民群众生活水平的提高，注重健康、讲究养生已成为一种社会风尚。为了满足广大养生爱好者的阅读需求，我们选编了这本《长寿歌　古代健康长寿诗文选读》。

本书的选文原则是遴选与养生及医药有关，蕴含一定哲理且有一定艺术特色的诗文，同时兼顾各个时代、各种风格、不同题材和体裁的作品。所选作品蕴含积极的价值观，宣扬正能量，反对封建迷信和低级趣味。

本书从西周至晚清古代诗文中筛选出165首，加以注释和赏析。其中内容，有的强调修身养性之道，有的直书养生保健之法，有的讲究起居饮食之规，有的探寻本草幽微，有的描述医事趣闻，有的表现医德医技，有的讲述用药感受。琴棋书画，赏花饮茶，畅游天下，无不蕴含养生之道。这些诗篇，既有对祖国山川景物的赞美，又有忧国爱民的高尚情怀；既有淡泊高远的宁静之志，又有对平凡生活的热爱；既有对光明和美德的颂扬，又有对黑暗和丑恶的抨击。读者均可从中得到养生方面的启发。

本书所选诗文，以作者所处年代为顺序进行编排，分为四个时期，即先秦秦汉魏晋南北朝时期、隋唐五代时期、宋金元时期和明清时期。每篇均标明出处，并配有作者简介，其中的疑难词语有简要注释，但不做烦琐考证。篇后按语，力求用精炼的语言概括其内容，点明其独到之处，以便读者正确理解文意。

本书的编写分工如下：第一部分先秦秦汉魏晋南北朝时期，由许敬生执笔；第二部分隋唐五代时期，由李春执笔；第三部分宋金元时期，由赵东丽执笔；最后一部分明清时期由孟长海和尹笑丹执笔。主编许敬生负责统筹全稿。尹笑丹协助主编做了文献核查和目录编排工作。

我们在编写本书的过程中，广泛参考了前人的著作，不再一一列举，在此一并表示衷心的感谢。由于编者水平所限，书中难免会有疏漏之处，敬请读者批评指正。

许敬生

2019 年 9 月 15 日

目　录

四、明清时期 …………………………… 197

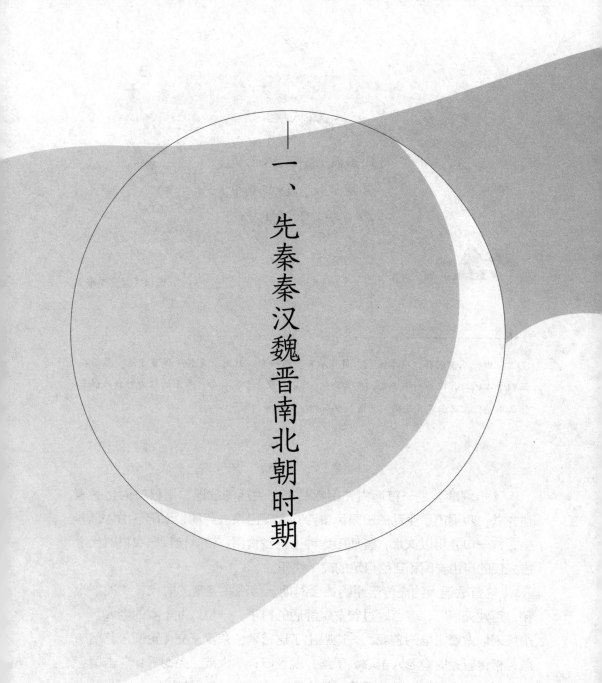

一、先秦秦汉魏晋南北朝时期

击壤①歌

日出而作，日入而息；

凿井而饮，耕田而食。

帝力于我何有哉②！

选自《艺文类聚》

注释———

①壤：古代儿童玩具，以木做成，前宽后窄，形如鞋。玩时，先将一壤置于地，然后在三四十步远处，以另一壤击之，中者为胜。②"帝力于我"句：帝王的权力对我来说有什么用呢！东汉王充《论衡·艺增》中引作"尧何等力！"

● 按 语 ●

　　《击壤歌》是一首远古先民咏赞美好生活的歌谣。用极口语化的表述方式，吟唱出了生动的田园风景诗。太阳出来去劳动，太阳下山休息养生，打一口井用以饮水，整理田地种出五谷食用。诗歌诠释出农耕时代上古先民的自由安闲和自给自足的简单快乐。

　　这首歌谣大约流传于原始社会时期。传说在尧帝的时代，"天下太和，百姓无事"，老百姓过着安定舒适的日子。一位八九十岁的老人，一边悠闲地做着击壤的游戏，一边唱出了这首歌。东汉王充《论衡·艺增》载，相传唐尧时有老人击壤歌于路，观者曰："大哉，尧德乎！"击壤者曰："吾日出而作，日入而息，凿井而饮，耕田而食。尧何等力！"

芣 苢

采采芣苢①，薄言②采之。

采采芣苢，薄言有③之。

采采芣苢，薄言掇④之。

采采芣苢，薄言捋⑤之。

采采芣苢，薄言袺⑥之。

采采芣苢，薄言襭⑦之。

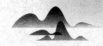

选自《诗经·国风·周南》⑧

注释

①芣苢（fúyǐ）：植物名称，即车前子，种子和草可作药用。②薄言：发语词，无实义。③有：采得，收取。④掇（duō）：拾取。⑤捋（luō）：用手握住条状物向一端滑动。⑥袺（jié）：用手提着衣襟兜东西。⑦襭（xié）：把衣襟掖在腰间兜东西。⑧《诗经》是中国第一部诗歌总集，收集了西周初年至春秋中叶（前11世纪至前6世纪）的诗歌，共311篇。其中有6篇为笙诗，即只有标题，没有内容。实际有305篇。在内容上分为《风》《雅》《颂》三个部分。《风》又称《国风》，是周代各地的歌谣；《雅》是周人的正声雅乐，又分《小雅》和《大雅》；《颂》是周王廷和贵族宗庙祭祀的乐歌。《诗经》对后代诗歌发展有深远的影响，成为古典文学现实主义传统的源头。《国风·周南》有11首诗，是周公统治下的南方地区的民歌，范围包括洛阳（其北限在黄河）以南，直到江汉一带地区，故统称"南"以示南国之诗。

● 按 语 ●

这是一首田间妇女在采车前草时所唱的歌。"采了又采车前草，采呀快快采起来。一枝一枝拾起来，一把一把将下来，提着衣襟兜起来，别好衣襟兜回来。"全诗共分三章，每章四句。第一章描写妇女们相互邀集去采摘车前草的欢乐场面；第二章描写妇女们采摘的各种动作；第三章描写妇女们满载而归的场景。整首诗用重章叠句的形式，描绘了妇女采车前草的情景，产生了简单明快、往复回环的音乐感。全诗三章十二句，只有六个动词——采、有、掇、捋、袺、襭——是不同的，其余全是重叠的形式。同时，在六个动词的变化中，又表现了越采越多直到满载而归的过程。诗中虽没有写采芣苢的人，但读起来却能清晰地感受到她们欢快的心情。

车前草，生于草地、河滩、沟边、草甸、田间及路旁，又称"平车前"。味甘，性寒，具有利尿、清热、明目、祛痰的功效。幼株可食用。《毛传》说此草"宜怀任（妊）"，说明当时的人们相信车前草可以治疗不孕。因此，当时的妇女常常结伴去采摘。

车前草还可作为食物，对于穷苦人更是天之恩惠，春天采了它的嫩叶，用开水烫过，煮成汤，味道鲜美。在那平原旷野之上，风和日丽，成群的妇女，一边欢欢喜喜地采着它的嫩叶，一边唱着那"采采芣苢"的歌儿，那真是令人心旷神怡的情景。生活虽艰难，却总有许多快乐在其中。

七　月（节选）

六月食郁及薁①，七月亨葵及菽②，

八月剥③枣，十月获稻，

为此春酒④，以介眉寿⑤。

七月食瓜，八月断壶⑥，九月叔苴⑦，

采荼薪樗⑧，食⑨我农夫。

选自《诗经·豳风》

注释

①郁：植物名。即郁李，唐棣之类。树高五六尺，果实像李子，赤色。薁（yù）：植物名，果实大如桂圆。一说为野葡萄。②亨葵：即烹葵，烹煮葵苗。亨：通"烹"。菽（shū）：豆的总名。③剥（pū）：通"扑"，打。④春酒：冬天酿酒经春始成，叫作"春酒"。枣和稻都是酿酒的原料。⑤介：祈求。眉寿：长寿，人老眉间有豪毛，叫秀眉，所以长寿称眉寿。⑥断壶：摘葫芦。壶：通"瓠"，葫芦。⑦叔：拾。苴（jū）：秋麻之籽，可食。⑧荼：苦菜之类，也可指茶。在古代，常称茶为荼、茗、荈等。荈（chuǎn）是采摘时间较晚的茶。据《尔雅·释木》郭璞注："早采者为荼，晚取者为茗，一名荈。"荼、茗、荈，其实是一物。陆德明《经典释文·尔雅音义》："荈、荼、茗，其实一也。"在荼、茗、荈几种茶的称谓中，以荼为最普遍，流传最广。由此看来，荼是中唐以前对茶的最主要称谓。薪樗（chū）：言采樗木为薪。樗：木名，臭椿。⑨食（sì）：养活。

● 按　语 ●

《诗经·豳风·七月》是《诗经·国风》中最长的一首诗，本文节选其中一章。豳地在今陕西旬邑县、彬县一带。《七月》反映了这个农业部落一年四季的劳动生活，涉及衣食住行各个方面。诗按农事活动的顺序，以平铺直叙的手法，逐月（诗中使用的是周历）展开各个画面。

　　本章所写为上古社会的西周村落生活，呈现了一组连续的画面：六月食李和葡萄，七月煮葵又煮豆。八月开始打红枣，十月下田收稻谷。酿成春酒美又香，为了主人求长寿。七月里面可吃瓜，八月到来摘葫芦。九月拾起秋麻籽，采摘苦菜又砍柴，养活农夫把心安。这些画面构成了西周早期社会一幅农村风俗画。全诗以叙事为主，在叙事中写景抒情，形象鲜明，诗意浓郁，真实地展示了当时的劳动场面、生活图景和人物面貌。其实先民们采摘的食品基本上都是中药材，自然有疗养之效。这就是人们所说的药食同源。

采 葛

彼采葛①兮，一日不见，如三月兮。

彼采萧②兮，一日不见，如三秋③兮。

彼采艾④兮，一日不见，如三岁⑤兮。

选自《诗经·王风》

注释

①葛：葛藤，一种蔓生植物，块根可食，茎可制纤维。②萧：植物名。蒿的一种，即艾蒿。有香气，古时用于祭祀。③三秋：三个秋季。通常一秋为一年，后又有专指秋三月的用法。④艾：多年生草本植物，菊科，茎直生，白色，高四五尺。全草入药，艾叶晒干搞碎得"艾绒"，可制艾条用于艾灸治病。⑤岁：年。

● 按 语 ●

这是一首思念情人的小诗。那个采葛的姑娘，一天没有见到她，好像隔了三月啊！那个采萧的姑娘，一天没有见到她，好像隔了三秋啊！那个采艾的姑娘，一天没有见到她，好像隔了三年啊！采葛为织布，采萧为祭祀，采艾为治病，都是女子在辛勤劳动。男子思念起自己的情人来，一日不见，如隔三秋。用这种夸张的写法，极言其思念之切。诗人抓住这一人人都能理解的最普通的情感现象，反复吟诵，相同句式只换了几个字，就把怀念情人愈来愈强烈的情感生动地展现出来了。

第二章用"秋"而不用"春""夏""冬"来代表季节，是因为秋天草木摇落，秋风萧瑟，易生离别情绪，引发感慨，与全诗意境相吻合。

全诗并没有卿卿我我一类的呓语，只是直白地表露自己思念的情绪，然而诗歌通过合理的艺术夸张，真实地映照出诗人急切的相思之情，因此唤起不同时代读者的情感共鸣而流传千古。后人将诗中的 "一日不见，如三秋兮"浓缩为 "一日三秋" 的成语，该成语已成为表达思念之情的常用语。

值得一提的是，诗中的"采艾"记载，为我们提供了珍贵的医史文献。可知，早在两千多年前，我们的先人已广泛采集艾草用来治病了。艾草，别名萧茅、香艾、艾萧、艾蒿、艾灸草、医草等。《本草纲目》记载：艾以叶入药，性温、味苦，通十二经，有理气血、逐湿寒、止血、安胎等功效，亦常用于针灸，故又被称为"医草"。艾草与中国人的生活有着密切的关系，端午节历来有在门口挂艾草的习俗。艾草干枯后的株体泡水熏蒸可消毒止痒，产妇多用艾水洗澡或熏蒸；也可制作药枕头、药背心，防治老年慢性支气管炎、哮喘及虚寒胃痛等。此外，艾的嫩芽及幼苗还可做菜蔬，这在当时农耕社会的青黄不接之际，对百姓生活多么重要啊！

由此可见，艾一身都是宝。

无将大车

无将大车①，祇②自尘兮。

无思百忧，祇自疧③兮。

无将大车，维尘冥冥④。

无思百忧，不出于颎⑤。

无将大车，维尘雍⑥兮。

无思百忧，祇自重⑦兮。

选自《诗经·小雅》

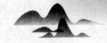

注释————————————————————————

①将：扶进，此指推车。大车：平地载运之车，用牛拉的货车。②祇：同"只"。③疧（qí）：病痛。④冥冥：昏暗，此处形容尘土迷蒙的样子。⑤颎（jiǒng）：通"耿"，心绪不宁，心事重重，忧虑。⑥雍（yōng）：通"壅"，引申为遮蔽。⑦重：通"肿"，一说借为"恫"，病痛，病累。

● 按 语 ●

这首诗写的是行役劳顿者的途中忧思。以通俗的比喻，劝勉的口吻，表达一种自求解脱的心情，说明要善于选择行事，不要自寻烦恼，思虑过多，只会增加自身的烦恼。

全诗三章，采用回环复沓的手法，每章仅易数字，在反复诉说中，达到艺术的效果。诗人唱道：不要去推那大车，推着它只会蒙上一身灰尘。不要去寻思种种烦恼，想着它只会惹来百病缠身。不要去推那大车，推着它会扬起灰尘天昏地暗。不要去寻思种种忧愁，想着它便会难以自拔，心神不宁。不要去推那大车，推着它尘埃滚滚蔽日遮天。不要去寻思种种忧伤，想着它只会加重疾病缠绵。

三章内容，并非简单地循环往复，而是在表现上步步递进。第一章讲尘土的浓重程度，先是"祇自尘兮"，指出有尘土的存在，在人的身体上覆盖薄薄的一层；第二章则为"维尘冥冥"，尘土的量增加，把光线遮挡变暗，四处昏沉；第三章"维尘雍兮"，尘土变得遮天蔽日，有把推车人掩埋的气势。从"祇自疧兮"发展到"不出于颎"，最终变为"祇自重兮"。如此步步推进，符合人们的接受心理和情感的发展趋势，便于抒情达意，产生共鸣。诗人的深层含意是：人生在世，不要焦虑急躁、忧怀百事，平静安然地度过每一天就好；不要做自己力所不能及的事情，太沉重的车子不要推，免得自己最终落得灰头土脸、忧病缠身；不要螳臂当车，做一些无用之功。

鹿 鸣

呦呦①鹿鸣，食野之苹②。我有嘉宾，鼓瑟吹笙。

吹笙鼓簧③，承筐是将④。人之好我，示我周行⑤。

呦呦鹿鸣，食野之蒿⑥。我有嘉宾，德音孔昭⑦。

视民不恌⑧，君子是则⑨是效。

我有旨⑩酒，嘉宾式燕以敖⑪。

呦呦鹿鸣，食野之芩⑫。我有嘉宾，鼓瑟鼓琴。

鼓瑟鼓琴，和乐且湛⑬。我有旨酒，以燕乐⑭嘉宾之心。

选自《诗经·小雅》

注释

①呦（yōu）呦：鹿的叫声。朱熹《诗集传》："呦呦，声之和也。"②苹：藾蒿，即"艾蒿"。③簧：笙上的簧片，用以发声振动。笙是用几根有簧片的竹管和一根吹气管装在斗子上做成的。④承筐：指奉上盛礼品的筐。古代用筐盛币帛送宾客。是将：即"将是"，指送礼品。宾语前置句式，下文"是则是效"同此。将：送，献。⑤示我周行：给我指路。周行（háng）：大道，引申为大道理。⑥蒿：又叫青蒿、香蒿，菊科植物。⑦此句意为：美好的品德很显耀。孔：很。⑧视：同"示"。恌（tiāo）：同"佻"，轻薄，言语举止随便，不庄重。⑨则：法则，楷模，此作动词，以……为楷模。⑩旨：甘美。⑪式：语助词。燕：同"宴"。敖：同"遨"，嬉游。⑫芩（qín）：芩草，蒿类植物。⑬湛（dān）：持久，深厚。《毛传》："湛，乐之久。"⑭燕乐：安乐。燕：安。

● 按　语 ●

这是一首在野外宴请宾客的诗篇。全诗可分三章，仍采用回环复沓的手法，每章更易数字，在反复诉说中，表述自己的内心思想，从而达到一定的艺术效果。全诗描绘了这样一幅情景：一群鹿儿呦呦叫，在原野吃着艾蒿。宾客共同宴饮，弹琴吹笙充满欢声笑语。美酒香醇，宾主尽欢。

值得一提的是，三章中的"呦呦鹿鸣"，在原野里食的并不是一种植物。第一章"食野之苹"，即"艾蒿"。艾叶，既可食用，又可入药。第二章"食野之蒿"，即青蒿。不仅可食，而且是重要的药材。中国中医科学院研究员屠呦呦，就是依据晋代医家葛洪在《肘后备急方》中的记载，用青蒿提取出了青蒿素，对治疗疟疾做出了重大贡献，因而获得了诺贝尔奖。第三章"食野之芩"，即芩草，多年生草本植物，叶对生，花淡紫色，或带青白色，根长大，色深黄，也是既可食用又可入药。《诗经》的这些记载，给我们提供了珍贵的中医药文献。

至道之精

庄子

至道之精①，窈窈冥冥②；至道之极，昏昏默默③。

无视无听④，抱神⑤以静，形将自正⑥。

必静必清，无劳女形，无摇女精⑦，乃可以长生。

目无所见，耳无所闻，心无所知，女神将守形，形乃长生。

选自《庄子·外篇·在宥》

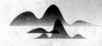

作者简介

　　庄子：战国中期思想家、哲学家和文学家。姓庄，名周，宋国蒙（今河南商丘市东北）人，战国时期道家学派的代表人物。与老子并称为老庄。庄子的想象力极为丰富，语言运用自如，能把一些微妙难言的哲理说得引人入胜。代表作品为《庄子》。据传，庄子曾隐居南华山，故唐玄宗天宝初，封庄子为南华真人，称其著书《庄子》为《南华真经》。

注释

①至道：即最好的养生之道。精：精髓。②窈窈（yǎo）冥冥：深远昏暗的样子。③昏昏默默：晦暗沉寂的样子。④无视无听：不要妄视，不要妄听。无：通“勿”。下文“无劳女形，无摇女精”句中两“无”同此。⑤抱神：持守精神。⑥形将自正：形体自然顺应正道。⑦无劳女形，无摇女精：不要使身形疲累劳苦，不要使精神动荡恍惚。女：通“汝”。下文“女神将守形”句中“女”亦同此。

● 按　语 ●

这是黄帝时期隐居崆峒山的有道高士广成子，回答黄帝所问"何谓至道"的话。广成子认为，至道的精髓，幽深邈远；至道的极点，晦暗沉寂。不要妄视、不要妄听，持守精神，保持宁静，形体自然顺应正道。一定要保持宁寂和清静，不要使身形疲累劳苦，不要使精神动荡恍惚，这样就可以长生。眼睛什么也没看见，耳朵什么也没听到，内心什么也不知晓，这样你的精神定能持守你的形体，形体也就长生。

广成子的这段话，浓缩了古代养生理论的精华，被道家视为内丹修炼的理论源头。因为"道"是看不见、摸不着的客观规律，即所谓"窈窈冥冥""昏昏默默"，所以要"无视无听"。无视无听，不是真的让你闭目塞听，而是说不要妄视、妄听。对外界瞬息万变、五光十色、影响身心健康的事物，看见就像没有看见，听见就像没有听见，一切按"道"，即客观规律而行，才能"抱神以静，形将自正"。持守精神，形体自然就会健康。这和《内经》所说的"正气存内，邪不可干""精神内守，病安从来"是一脉相承的。若一切顺其自然，没有私欲，没有妄念，内心达到"必清必静"的程度，既不会无谓地劳损你的形体，也不会无端地摇动你的精神，自然就可以健康长寿。

圣人贵精

庄子

众人重利，廉士重名^①；
贤士尚志^②，圣人贵精^③。

选自《庄子·刻意》

注释————————————————————————————————

①廉：正直、方正。重名：看重名誉。②尚志：崇尚志向。尚：崇尚。③贵精：以精神为贵。

● 按 语 ●

　　普通大众看重财利，廉洁之士看重名誉；贤能之人崇尚志向，圣明之人以精神为贵。对于名与利、志与精的不同追求，表现了人的精神修养。在名与利面前，小人往往看重物质利益，不顾气节，不顾廉耻。而那些廉洁之士，则看重的是气节和名誉，为此宁愿失去利益甚至生命。只有那些崇尚志向，以精神为贵的人，才能达到那崇高的境界。而修身养性就需要这种步步高的境界。

商山四皓①歌

莫莫②高山，深谷逶迤③。

晔晔紫芝④，可以疗饥。

唐虞世远⑤，吾将何归？

驷马高盖⑥，其忧甚大。

富贵之畏人兮，

不如贫贱之肆志⑦。

选自《太平御览·高士传》

注释

①"商山四皓"是秦朝末年四位信奉黄老之学的博士，即东园公唐秉、夏黄公崔广（传说张良年轻时曾得到这位黄石公的指点。张良在桥下替黄石公"三次进履"，得黄石公送的一部《太公兵法》。黄石公后来回故里隐居，并在鄞西一带行医）、绮里季吴实、甪（lù）里先生周术。他们是秦始皇时七十名博士官中的四位，《史记·留侯世家》中曾有记载。他们不愿意当官，长期隐藏在商山（今陕西省商洛市境内），出山时都八十有余，眉皓发白，故被称为"商山四皓"。刘邦久闻四皓的大名，曾请他们出山为官，但被拒绝。后人用"商山四皓"来泛指有名望的隐士。②莫莫：广阔貌。③逶迤：曲折绵延的样子。④晔晔（yè yè）：美盛的样子。紫芝：真菌的一种，也称木芝，似灵芝。生于山地枯树根上，可入药，性温味甘，能益精气，坚筋骨。古人以为瑞草。道家以为仙草。⑤唐虞世远：指政治清明的唐尧、虞舜时代已世道遥远。⑥驷马高盖：指套着四匹马的高盖车。形容有权势的人出行时的阔绰场面。此借指显贵者。⑦肆志：快意随心。

● 按　语 ●

　　商山四皓宁愿过清贫安乐的生活，写了这首《商山四皓歌》以明志向（宋《乐府诗集·琴曲歌辞二》有名为《采芝操》的两个版本的诗歌。文字有所出入）。在那广阔连绵的高山里，深谷曲折绵延，景色优美，空气清新。有着美盛无比的灵芝之类的植物，既可作食物充饥，又可治疗疾病。这正是那些高士隐居养生的好地方。政治清明的唐尧、虞舜时代已世道遥远，而今那些乘坐套着四匹大马撑着高大华盖的车子的显贵们，整日忧虑重重，虽然富贵但却畏惧世人，倒不如贫贱之人快意随心。这首诗歌真实地反映了秦末乱世那些遗老们的内心世界，给世人以深刻的启示。

秋风辞

刘彻

上行幸河东，祠后土^①，顾视帝京欣然，中流与群臣饮燕，上欢甚，乃自作《秋风辞》曰：

秋风起兮白云飞，草木黄落^②兮雁南归。

兰有秀兮菊有芳^③，怀佳人兮不能忘。

泛楼船兮济汾河^④，横中流兮扬素波^⑤。

箫鼓鸣兮发棹歌^⑥，欢乐极兮哀情多^⑦。

少壮几时兮奈老何^⑧！

选自萧统《昭明文选》

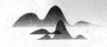

作者简介 ————————————————————————————

　　刘彻（前156—前87）：即汉武帝，公元前141年至前87年在位。伟大的政治家、战略家，也是诗人。在政治上，加强君主专制与中央集权。在经济上，由官府垄断盐、铁、酒的经营，并抑制富商大贾的势力。文化方面，"罢黜百家，独尊儒术"，并设立太学。对外采取扩张政策，与匈奴长年交战，又开通丝绸之路，征服西南夷。此外，还创设年号、颁布太初历等。但他崇信方术、自奉奢侈，兼以穷兵黩武，引发统治危机，晚年爆发巫蛊之祸。汉武帝的历史影响深远而复杂，死后谥号孝武皇帝，宣帝时上庙号世宗。

注释 ————————————————————————————————————

　　①"上行"两句：皇上巡幸河东郡。河东：在今山西省西南部。据《后汉书·郡国志第十九》记载，河东郡领20县。祠后土：祭祀大地。后土：土地神。②黄落：变黄而枯落。③秀：指草本植物开花。此喻佳人颜色。芳：香气。兰、菊：均喻佳人。"兰有秀"与"菊有芳"，互文见义。④泛：浮。楼船：建造如楼的大船。泛楼船即"乘楼船"。汾河：

发源于山西宁武县，向西南流至河津入黄河。⑤中流：中央。扬素波：激起白色波浪。⑥发：引发，即"唱"。棹（zhào）歌：船工行船时所唱的歌。棹：船桨。这里代指船。⑦极：尽。此句意为欢乐过头衰伤多。⑧奈老何：对老去这事怎么办呢？

● 按　语 ●

公元前113年，汉武帝刘彻率领群臣到河东郡汾阳县祭祀土地神，秋风萧瑟，鸿雁南归，汉武帝乘坐楼船泛舟汾河，饮宴中流，触景生情，感慨万千，写下了这首《秋风辞》。此次出巡，途中传来南征将士的捷报，遂将当地改名为闻喜（今山西省闻喜县），沿用至今。诗以景物起兴，继写楼船中的歌舞盛宴的热闹场面，最后以感叹乐极生悲、人生易老、岁月流逝作结。全诗比兴并用，情景交融，意境优美，音韵流畅，适合传唱，实乃"悲秋"佳作，历来备受赞誉。

诗中名句"兰有秀兮菊有芳，怀佳人兮不能忘"，是诗人的因景联想和中心情思，兰草的秀丽，菊花的清香，各有千秋，耐人品味。诗人于把酒临风之际，由对花木的观赏，引发起对佳人的怀念。这种由物到人的移情，在中国古典文学作品中是常用的手法。这里的"佳人"，或许是指那位"一顾倾人城，再顾倾人国"的北方"佳人"李夫人，她死于元狩年间，令武帝一直念念不忘；也可以理解为有雄才大略的诗人追求的事业或渴求的贤才，正像屈原以美人比喻自身的美妙理想一样。

结尾"少壮几时兮奈老何"一句，颇耐人寻味。身为大汉天子的刘彻，一生享尽荣华，又同常人一样，无法抗拒衰老和死亡，故发出"年轻的日子早过去，渐渐衰老能奈何"的感叹。

今日良宴会

今日良宴会①，欢乐难具陈②。

弹筝奋逸响③，新声妙入神④。

令德唱高言⑤，识曲听其真⑥。

齐心同所愿⑦，含意俱未申⑧。

人生寄一世⑨，奄忽若飙尘⑩。

何不策高足⑪，先据要路津⑫。

无为守穷贱⑬，坎坷长苦辛⑭。

选自《乐府诗集》

注释————————————————————————————————

①良宴会：热闹的宴会。②难具陈：难以一一述说。具：详备。③逸响：不同凡俗的音响。④新声：新颖美妙的音乐。指当时最流行的曲调。妙入神：称赞乐调旋律完美达到精妙的境地。⑤令德：有美德的人，指知音者。唱高言：首发高论。唱：义同"倡"。⑥真：曲中真意。⑦"齐心"句：音乐的真意是大家心中的共同心愿。⑧申：表达出来。⑨"人生"句：人生一世像寄旅一样。⑩奄忽：急遽。飙（biāo）尘：指狂风里被卷起来的尘土。比喻人生短促。⑪策高足：捷足先登。⑫据要路津：占据重要位置。路：路口。津：渡口。⑬"无为"句：不要固守着贫贱而忧愁。⑭"坎坷"句：因困顿不得志而长期受煎熬。

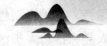

● 按　语 ●

此诗是《古诗十九首》之一。大约是东汉后期作品，应为游宴诗兴起时其中的一篇，诗人姓名已佚。这首诗写得很别致，全诗十四句，像是主人公一口气说完。看似简朴，实则婉曲；字句浅近，而含义深远。

诗人首先赞叹了欢乐的宴会及美妙的音乐，通过宴会音乐，引出了懂得音乐的人。有美德的人通过乐曲发表了高论，懂得音乐，便能听出其真意，那真意其实是当前大家的共同心愿。然后是对人生的思考，人生一世像寄旅一样短暂，犹如尘土很快便被那疾风吹散。既然"人生寄一世，奄忽若飙尘"，那么为什么不捷足先登，占据要位？这样也不再浪费宝贵的生命。最后主人公劝诫士人说，不要固守着贫贱而常忧愁烦闷，不要因不得志而痛苦，应该有所作为，勇于奋斗。这样，对于人生来说，才是有意义和价值的。全诗颇含哲理，引人深思。当然，诗中所说"何不策高足，先据要路津"，不是一般人能够做到的。

值得一提的是，诗中通过欢乐之夜的情景，描述了那古筝弹出的幽雅美妙之声及乐曲表现出的新颖脱俗之意，足以让人陶醉。古筝是我国最古老的弹拨乐器之一，至今已有两千多年的历史。它既善于表现优美抒情的曲调，又能够演绎气势磅礴的乐章。音乐有感化性情的作用，正如清代名医吴师机在《理瀹骈文》中所说"看花解闷，听曲消愁，有胜于服药者矣"。而此诗中的"今日良宴会，欢乐难具陈。弹筝奋逸响，新声妙入神"之语，已成为后世传之不衰的佳句。

龟虽寿

曹操

神龟①虽寿，犹有竟时；

腾蛇乘雾②，终为土灰。

老骥伏枥③，志在千里；

烈士④暮年，壮心不已。

盈缩之期⑤，不但在天；

养怡⑥之福，可得永年⑦。

幸甚至哉，歌以咏志。

选自《乐府诗集》

作者简介

曹操（155—220），字孟德，小字阿瞒，沛国谯县（今安徽亳州）人，东汉末年杰出的政治家、军事家、文学家。三国中曹魏政权的缔造者，其子曹丕称帝后，被追尊为武皇帝，庙号太祖。曹操精兵法，善诗歌，常在诗作中抒发自己的政治抱负，并反映汉末人民的苦难生活，气魄雄伟，慷慨悲凉，开启并繁荣了建安文学，给后人留下了宝贵的精神财富。

注释

①神龟：古代将龟作为长寿动物的代表，传说能活几千年。②腾蛇：传说中能够驾雾飞行的龙类动物。此句意为腾蛇会乘云驾雾，最终也化为灰土。③骥：千里马。枥（lì）：马槽。④烈士：怀有雄心壮志而有所作为的人。⑤盈缩：指生命的长短。盈：满，缩：亏。此句意为人的寿命长短并不全由天定。⑥养怡：养身怡性，指保养身心健康愉快。⑦永年：长寿。

● 按　语 ●

作为著名的政治家、军事家和诗人的曹操在53岁时写下的这首诗，千百年来脍炙人口，一直为人们津津乐道。"神龟虽寿，犹有竟时"，"养怡之福，可得永年"，这两个名句，充满了哲理性；而"烈士暮年，壮心不已"的吟叹，更让世人传唱不绝，它深刻地揭示了养生与事业的关系，表达了一种气势磅礴的激情和积极进取的精神。

短歌行（其一）

曹操

对酒当歌，人生几何？譬如朝露①，去日苦多②。
慨当以慷③，忧思④难忘。何以解忧？唯有杜康⑤。
青青子衿，悠悠我心⑥。但为君故，沉吟至今⑦。
呦呦鹿鸣，食野之苹。我有嘉宾，鼓瑟吹笙⑧。
明明如月，何时可掇⑨？忧从中来，不可断绝⑩。
越陌度阡⑪，枉用相存⑫。契阔谈䜩⑬，心念旧恩。
月明星稀，乌鹊南飞。绕树三匝⑭，何枝可依？
山不厌高⑮，海不厌深。周公吐哺⑯，天下归心。

选自《先秦汉魏晋南北朝诗》

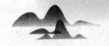

注释

①朝露：早上露水日出即干，形容人生短促。②去日：过去了的日子。苦多：痛苦漫长。③慨当以慷：即慷慨。意为宴会上的歌声激昂慷慨。④忧思：深藏的心事，指统一天下的功业。⑤杜康：相传是开始造酒的人，此代指酒。⑥"青青"两句：这里引用《诗经·郑风·子衿》中"青青子衿，悠悠我心"。原写姑娘思念情人，此处比喻渴望得到有才学的人。青青子衿（jīn），是周代读书人的服装，这里指代有学识的人。子：尊称。衿：衣领。悠悠：长久的样子，形容思慕连绵不断。⑦"但为"两句：只是因为你们的缘故，使我一直沉吟至今，难以忘怀。君：指所思念的人才。沉吟：小声叨念和思索，此指对贤人的思念和倾慕。⑧"呦呦"至"吹笙"四句：引用《诗经·小雅·鹿鸣》首章成句："呦呦鹿鸣，食野之苹。我有嘉宾，鼓瑟吹笙。"意思是说鹿在原野食得艾蒿，欢快地发出呼叫同伴的呦呦声，我高兴地弹琴吹笙来娱乐我的嘉宾。苹：艾蒿。鼓：弹奏。⑨"明月"两句：那明月的运行什么时候才会停止？掇（duō），摘取。另解，通"辍"。停止。⑩"忧从"两句：我的忧思出自内心，也是不会断绝的。⑪越陌度阡：越过田间纵横的小路。陌：田间东

西向的小道。阡：田间南北向的小道。⑫枉用相存：劳你远道前来问候我。枉：枉驾，屈就。相：指代我。存：问候，探望。⑬契阔：聚散，合离。谈䜩：畅谈欢宴。䜩：通"宴"。⑭三匝（zā）：三周。匝：周，圈。此句以乌鹊在月夜寻不到归宿，比喻当时的人才都在寻找依托。⑮"山不"两句：表示希望尽可能多地接纳人才。厌：嫌。⑯"周公"两句：据《韩诗外传》和《史记·鲁周公世家》记载，周公唯恐失去天下人才，凡有士人来访，便立即接待，以至于"一沐三握发，一饭三吐哺"。曹操引此典表示以周公"一饭三吐哺"的精神虚心对待贤才，就会得到天下人的衷心拥戴。周公：姬姓，名旦。周文王之子，武王之弟，成王之叔父，为宰相。哺：嘴里嚼着的食物。

● 按　语 ●

这首《短歌行》的主题非常明确，作者希望有大量人才来为自己所用。曹操在其政治活动中，曾大力强调"唯才是举"，为此先后发布了"求贤令""举士令""求逸才令"等。而《短歌行》实际上就是一曲"求贤歌"，又正因为运用了诗歌的形式，含有丰富的抒情成分，所以能起到独特的感染作用，有力地宣传了他所坚持的主张，配合了他所颁发的政令。虽然这是一首政治性很强的诗作，然而它那政治内容和意义却完全熔铸在浓郁的抒情意境之中。全诗充分发挥了诗歌创作的特长，准确而巧妙地运用了比兴手法，来达到寓理于情，以情感人的目的。

曹操以乌鹊绕树、"何枝可依"的情景，在浓郁的诗意中透露着对人才的关心和同情。最后四句"山不厌高，海不厌深。周公吐哺，天下归心"，画龙点睛，进一步点明了全诗的主题。不仅表达了曹操求贤若渴的心情，同时也充分展示了一个有雄才大略的政治家的无比自信和通达乐观的胸怀，这样的胸怀也是健康长寿的必备条件。

赠从弟①（其二）

刘桢

亭亭②山上松，瑟瑟③谷中风。

风声一何④盛，松枝一何劲。

冰霜正惨凄⑤，终岁常端正。

岂不罹凝寒⑥，松柏有本性⑦。

选自《汉魏六朝百三家集·刘公干集》

作者简介

　　刘桢（？—217）：汉末文学家，"建安七子"之一。字公干，东平宁阳（今山东宁阳北）人。建安中，刘桢被曹操召为丞相掾属。曾因在曹丕宴席上平视丕妻甄氏，以不敬之罪服劳役，其后又免罪署为小吏。后与"建安七子"中的陈琳、徐干、应场等同染疾疫而亡。其作品气势激荡，意境峭拔，不假雕琢而格调颇高。其五言诗颇负盛名。后人将他与曹植并称"曹刘"，为"建安七子"中的佼佼者。

注释

①从弟：堂弟。②亭亭：高耸的样子。③瑟瑟：形容寒风的声音。④一何：多么。⑤惨凄：凛冽、严酷。⑥罹（lí）凝寒：遭受严寒。罹：遭受。⑦本性：固有的个性。

● 按　语 ●

　　这是刘桢《赠从弟三首》中的第二首。从弟身罹乱世，诗人即以松柏之抗凝寒为喻，勉其常怀坚贞之节。诗人满怀激情歌颂了松树的坚劲高洁形象。高山上挺拔耸立的松树，迎着山谷瑟瑟呼啸的狂风。风声是如此的猛烈，而松枝是如此的刚劲！尽管冰霜严酷惨凄，而松树终年挺立端正。

难道松树没有遭遇严寒？那是松柏天生有着耐寒的本性。

松柏自古以来为人们所称颂，成为秉性坚贞，不向恶势力屈服的象征。孔子当年就曾满怀敬意地赞美说："岁寒，然后知松柏之后凋也。"此诗开笔便是山上亭亭之松的描写，展现出一种无比雄伟的气象，并用"瑟瑟"谷风加以烘托，显得有声有色。"风声一何盛，松枝一何劲"，进一步渲染谷风之凛冽，表现松柏之坚劲。诗人也许觉得，与谷风相抗，还不足以表现松柏的志节，所以接着又写"冰霜"的进袭。"冰霜正惨凄，终岁常端正"，告诉人们，此刻正是滴水成冰、万木凋零的凄寒严冬；而松柏却依旧端然挺立，正气凛然。然后冷然一问："岂不罹凝寒？"难道它不怕遭受酷寒的侵逼吗？末句给出了答案，"松柏有本性"，因为那松柏天生就有着耐寒的本性，戛然收笔。

这首诗名为"赠从弟"，但无一语道及兄弟情谊。我们读来却颇觉情深意长，而且能同诗人心心相印。其情真、意切、气胜，在众多赠人之作中，真可谓卓然而立、独领风骚。刘桢以松树高洁坚贞的品性激励堂弟，亦以此自勉。其实，松树正是诗人自身高洁之性、坚贞之节的写照。松树的品格性情也是修身养性的典范。

三 叟

应璩

古有行道人，陌上见三叟。

年各百余岁，相与锄禾莠①。

住车问三叟，何以得此寿？

上叟前致辞：内中妪貌丑②。

中叟前致辞：量腹节所受③。

下叟前致辞：夜卧不覆首④。

要哉三叟言，所以能长久！

选自《应休琏集》

作者简介

应璩（190—252）：三国魏文学家，汝南南顿（今河南项城西）人，字休琏。官至侍中，著《百一诗》，后佚。明代张溥辑有《应休琏集》。

注释

①相与：共同。禾莠：禾苗，庄稼。②内中：家中。妪：妇人。③节所受：节制饮食。
④覆首：蒙头。

● 按 语 ●

本诗通过一位行道人与三位田间老者的问答，借三位老者之口，总结出了节情欲、节饮食、慎起居三条重要的长寿经验。另外，诗中说三位百岁老人仍在田间"相与锄禾莠"，也间接说明坚持适量劳动或运动，保持心情轻松舒畅，对养生长寿十分重要。

兄秀才公穆入军赠诗
十九首（其十四）

嵇康

息徒兰圃^①，秣马华山^②。

流磻平皋^③，垂纶长川^④。

目送归鸿^⑤，手挥五弦^⑥。

俯仰自得^⑦，游心太玄^⑧。

嘉彼钓叟^⑨，得鱼忘筌^⑩。

郢人逝矣^⑪，谁与尽言^⑫？

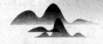

选自《汉魏六朝百三家集·嵇中散集》

作者简介

　　嵇康（223—262，或224—263）：字叔夜，三国时期魏国谯郡铚（今安徽省濉溪西南）人。著名文学家、思想家、音乐家。与阮籍等竹林名士共倡玄学新风，为"竹林七贤"的精神领袖。嵇康一生崇尚老庄，主张回归自然的养生之道，为人"意趣疏远，心性放达"。著有养生名篇《养生论》等。因娶曹操曾孙女，官居中散大夫，故世称"嵇中散"。后因得罪钟会等权贵，被其构陷，而被司马昭处死。

注释

①息徒兰圃：兵士在长满兰草的野地上休息。兰圃：有兰草的野地。②秣马华山：在鲜花盛开的山坡上喂马。秣马：饲马。③流磻平皋：在水边的原野用石弹打鸟。磻（bō）：用生丝做绳系在箭上射鸟叫弋，在系箭的丝绳上加系石块叫磻。皋：水边地。④垂纶长川：在长河里钓鱼。纶：指钓丝。⑤归鸿：南归的鸿雁。⑥五弦：五弦琴。古代一种弹拨乐器，似琵琶而略小。⑦俯仰自得：俯仰天地，悠然自得。⑧游心太玄：对大

自然的奥妙之道心领神会。太玄：大道。⑨嘉彼钓叟：赞赏《庄子》中那位渔翁。嘉：赞赏。⑩得鱼忘筌：捕到了鱼，忘掉了筌（捕鱼工具）。《庄子·外物》："筌者所以在鱼，得鱼而忘筌。"又道："言者所以在意，得意而忘言。"说明目的既达，手段就不需要了。筌：捕鱼的竹器。⑪郢人逝矣：《庄子·徐无鬼》讲了一个匠石运斤的故事。曾有郢人在鼻子上涂了薄薄一层白土，像苍蝇翅似的，叫匠石用斧子削去。匠石挥斧成风，眼睛看都不看一下，即把白土削干净。而郢人的鼻子毫无损伤，他站在那里也若无其事不失常态。郢人死后，匠石的这种绝技不能再表演，因为再也找不到配合如此默契的人。这则寓言是庄子在辩友惠施墓前所言，表示惠施死后再没有可以谈论的对手。郢：古地名，春秋楚国的都城。⑫谁与尽言：这些话跟谁细说呢？

● 按　语 ●

《兄秀才公穆入军赠诗十九首》是嵇康所写的一组四言古诗，是为送他哥哥嵇喜参军而作，其中以本篇第十四首最为著名。内容是想象嵇喜在军中生活的情景。在长满兰草的野地上休息，在鲜花盛开的山坡上喂马，在草地上弋鸟，在长河里钓鱼。一边若有所思地目送南归的鸿雁，一边信手抚弹五弦琴。他的心神游于天地自然之中，随时随地对自然之道有所领悟。显然这里所写的与其说是军中生活，不如说是抒写诗人自己纵心自然的情趣。最后诗人用《庄子》中"匠石斫垩"的典故，来表达自己对嵇喜从军远去的惋惜心情。

嵇康主张回归自然的养生之道，为人"意趣疏远，心性放达"。本诗中"目送归鸿，手挥五弦"是历来为人们所称道的佳句，它以凝练的语言传达出高士飘然出世、心游物外的神韵，描写出一种超然悠远、与天地融为一体的高妙境界。这与后来陶渊明所说的"此中有真意，欲辨已忘言"是一脉相通的，已不仅仅是一种景物的描写，而是整个精神境界的提炼。嵇康和他所代表的魏晋名士的"魏晋风骨"，已成为一个时代的代名词。

兄秀才公穆入军赠诗
十九首（其十七）

嵇康

琴诗自乐①，远游可珍②。
含道独往③，弃智遗身④。
寂乎无累⑤，何求于人。
长寄灵岳⑥，怡志养神⑦。

选自《汉魏六朝百三家集·嵇中散集》

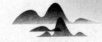

注释

①琴诗自乐：弹琴赋诗，自得其乐。②可珍：可爱宝贵。③含道独往：胸怀大道，独来独往。
独往：孤往独来。谓超脱万物，独行己志。④弃智遗身：不与人斗智争利，忘记自身的存在。
今已成为成语。⑤寂乎无累：心中旷达，便无悲苦。⑥灵岳：指灵山妙水。⑦怡志神养：
怡养精神，使之安适愉快。今成语"怡志养神"源于此。

● 按 语 ●

这是嵇康为送他哥哥嵇喜参军而作的，表现了他崇尚老庄，主张回
归自然的养生思想，展现了他"意趣疏远，心性放达"的个性。

弹琴赋诗，自得其乐；远游天下，回归自然。胸怀大道，超脱万物，
独来独往；忘记自我，不与世人斗智争利，心中旷达，便无悲苦和牵累。
还有什么可求于人的呢？从"琴诗自乐"至"怡志养神"，开头和结尾正
好契合，给读者留下了悠远深刻的艺术形象。寄情于灵山妙水，颐养精
神，使之安适愉快，这正是诗人的理想境界。而"长寄灵岳，怡志养神"

已成为养生的经典名言。嵇康在多处诗文中都表达了这一思想。如他在狱中的名作《幽愤诗》结尾说："采薇山阿，散发岩岫。永啸长吟，颐性养寿。"可见，即使在狱中他依然怀着这一梦想。

值得一提的是，嵇康长期隐居在山阳（今属河南焦作），与阮籍等几位贤人作竹林之游，在那里谈玄说理，饮酒赋诗，弹琴清歌，这就是他抗俗高隐的理想生活。但当司马氏父子专权之后，嵇康独立不俗的精神为统治者所不容，他的抗俗隐逸生活被视为与当权者为敌，最终被司马氏杀害。

郁金香①赋

傅玄

叶萋萋兮翠青②，英蕴蕴而金黄③；

树晻蔼以成荫④，气芬馥而含芳⑤；

凌苏合之殊珍⑥，岂艾纳之足方⑦；

荣曜帝寓⑧，香播紫宫⑨；

吐芬扬烈⑩，万里望风⑪。

选自《广群芳谱·卷九十五》

作者简介

傅玄（217—278）：字休奕，北地泥阳（今陕西铜川市耀州区）人。西晋文学家、哲学家。精通音律，擅长乐府诗，有较高的艺术成就。曾被选为著作郎，撰集《魏书》。

注释

①郁金香：百合科，多年生草本。春初抽花葶，顶开一花，环状，大而美丽，有多种颜色。花不仅供观赏，还可入药，性温、味苦。②"叶萋萋"句：郁金香生长着繁茂而青翠的叶子。萋萋：茂盛貌。③"英蕴蕴"句：许多花朵积聚在一起，呈现出金黄的颜色。蕴蕴：积聚貌。④"树晻蔼"句：其茎叶茂密遮蔽而成荫。晻蔼：亦作"菴蔼"。茂盛貌。晻："暗"的异体字。⑤"气芬馥"句：香气浓郁而含在花朵之中。芬馥：香气浓盛。⑥"凌苏合"句：郁金香的香气凌驾在珍贵的苏合香之上。苏合：植物名。制成苏合香，作香料入药。殊珍：很珍贵。⑦"岂艾纳"句：艾纳的香气怎么能与郁金香相比呢！艾纳：香名。方：等同，相当。⑧荣曜帝寓：郁金香的光辉可以照耀天帝之所居。荣：花的总称。帝寓："帝居"，天帝所居。这是作者丰富的想象，采用了夸张的修辞手法，以下几句手法相同。⑨香播紫宫：

浓郁的香气可以播散到北斗以北的紫微宫。紫宫：即紫微宫，星宿名，在北斗以北。
⑩吐芬扬烈：吐露散播着浓郁的香气。语出司马相如《子虚赋》："吐芬扬烈，郁郁菲菲。"
烈：浓郁的香气。⑪万里望风：万里之外瞻望着它的风采。望风：瞻望风采。

● 按 语 ●

　　赋的前四句，先正面铺叙郁金香花叶的繁茂，叶子繁茂而青翠，花朵积聚在一起，呈现出金黄的颜色。其茎叶茂密，遮蔽成荫，浓郁的香气包含在花朵之中。接着以下两句，采用了对比的手法，描写郁金香的芳香凌驾在珍贵的苏合香之上，而艾纳的香气怎么能与郁金香相比呢！最后四句，作者通过丰富的想象，运用了夸张的修辞方法，进一步描绘郁金香的美丽和芳香。赋的章法整齐，对仗工整；语言优美，辞采华艳。把郁金香描绘得颇具灵性，给人留下了深刻的印象。

　　郁金香的药用功能主要是化湿辟秽。可治脾胃湿浊、呕逆腹痛、口臭苔腻等症。

归园田居（其一）

陶渊明

少无适俗韵①，性本爱丘山②。

误落尘网中③，一去三十年④。

羁鸟恋旧林⑤，池鱼思故渊⑥。

开荒南野际⑦，守拙⑧归园田。

方宅⑨十余亩，草屋八九间。

榆柳荫⑩后檐，桃李罗⑪堂前。

暧暧⑫远人村，依依墟里烟⑬。

狗吠深巷中，鸡鸣桑树颠⑭，

户庭无尘杂⑮。虚室有余闲⑯。

久在樊笼里⑰，复得返自然⑱。

选自《陶渊明集》

作者简介 ——————————————————————————————

　　陶渊明（约365—427）：一名潜，字元亮，号五柳先生，私谥"靖节"，浔阳柴桑（今江西九江市西南）人。东晋末期著名的诗人。曾做过几年小官，后辞官回乡隐居。田园生活是陶渊明诗文的主要题材，相关作品有《饮酒》《归园田居》《桃花源记》《五柳先生传》《归去来兮辞》等。

注释 ——————————————————————————————

①"少无"句：年轻时就没有适应世俗的性格。适俗：适应世俗。韵：本性、气质。一本作"愿"。②"性本"句：生性喜爱大自然的河山风物。丘山：泛指山河。③误

落：一本作"误入"。尘网：指仕途。官府生活污浊而又拘束，犹如罗网。④三十年：似为"十三年"之误，因陶渊明做官十三年。⑤羁鸟：笼中之鸟。恋：一作"眷"。⑥池鱼：池塘之鱼。故渊：指鱼儿原先生活的水潭。以上鸟恋旧林、鱼思故渊，借喻诗人自己怀恋旧居。⑦际：间。⑧守拙：依着愚拙的心性。指不随波逐流，固守节操。⑨方宅：宅地方圆。⑩荫：荫蔽。⑪罗：罗列。⑫暧暧（ài）：昏暗，模糊。⑬依依：轻柔而缓慢地飘升。墟里：村落。⑭桑树颠：桑树顶。颠：通"巅"。⑮户庭：门庭。尘杂：尘俗杂事。⑯虚室：空室。余闲：闲暇。⑰樊笼：蓄鸟工具，此喻官场生活。樊：藩篱，栅栏。⑱返自然：归耕园田。

● 按　语 ●

陶渊明辞去彭泽县令归来后，作《归园田居》诗一组，共五首，这是第一首。这首诗描绘了田园风光的美好与农村生活的恬淡闲适，抒发了归隐后愉悦的心情，是中国古代田园诗最早的代表作之一。

公元405年（东晋安帝义熙元年），陶渊明在彭泽做县令不过80多天，便声称不愿"为五斗米折腰"，辞官回家。从此结束了时隐时仕、身不由己的生活。此诗追悔自己"误落尘网"的压抑与痛苦，庆幸自己终"归园田"的惬意与欢欣，真切表达了诗人对污浊官场的厌恶，对山林隐居生活的向往与陶醉。

"少无适俗韵，性本爱丘山。"开头两句就为全诗定下一个基调，它是诗人辞官归田的根本原因。年轻时就没有适应世俗的性格，生性喜爱大自然的山水风物。所谓"适俗韵"无非是逢迎世俗、周旋应酬的那种情态，这是诗人从来未曾学会的东西。误入仕途罗网，转眼间远离田园已十余年。回想起来，那是误入了束缚人性而又肮脏无聊的世俗之网。前四句表现了作者清高孤傲、与世不合的性格，说明了个性与既往人生道路的冲突。

"羁鸟恋旧林，池鱼思故渊。开荒南野际，守拙归园田。"是说关在笼中的鸟儿依恋居住过的山林，养在池中的鱼儿思念生活过的深潭。我愿到南边的原野里去开荒，依着愚拙的心性回家耕种田园。这四句是写两种生活之间的过渡。

"方宅十余亩，草屋八九间。"简笔的勾勒，显出主人生活的简朴。

虽无富丽堂皇的雕梁画栋，却有榆树柳树的绿荫笼罩于屋后，桃树李树整齐地栽种在屋前。远处的邻村屋舍依稀可见，村落上方飘荡着袅袅炊烟。深深的街巷中传来了几声狗吠，桑树顶有雄鸡不停啼唤。庭院内没有世俗琐杂的事情烦扰，静室里有的是安适悠闲。寥寥数语，勾勒出一幅平静闲适的画面。许多无聊的应酬如今得以摆脱，从此可以按照自己的意愿生活了。其中"狗吠深巷中，鸡鸣桑树颠"，套用汉乐府《鸡鸣》"鸡鸣高树颠，狗吠深宫中"之语，信手拈来而稍加变化，一下子使这幅美好的田园画鲜活起来，恰当地表现出农村的生活气息，与整个画面和谐统一。

从"方宅十余亩"至"虚室有余闲"，这十句诗是具体写归隐之后的生活。诗人带着我们在他的田园里参观游览，并向我们一一介绍。田亩、草屋、榆柳、桃李、远村、近烟、狗吠、鸡鸣、户庭、静室等等，这些极为平常的景物，一经诗人点化，都增添了无穷的情趣。

结语两句"久在樊笼里，复得返自然"，同开头"少无适俗韵，性本爱丘山"相呼应，进一步揭示出《归园田居》的主旨。全诗从对官场生活的强烈厌倦，写到田园风光的美好动人，结尾说久困于樊笼里，今日总算又归返山林田园。一种如释重负的心情自然而然地流露出来，显得有声有色而又顺理成章。顺应自然，随遇而安，身心愉悦，这样的生活对养生自然是有益的。

饮 酒（其五）

陶渊明

结庐在人境①，而无车马喧。

问君何能尔②，心远地自偏③。

采菊东篱下，悠然见南山④。

山气日夕佳⑤，飞鸟相与还⑥。

此中有真意，欲辨已忘言。

选自《陶渊明集》

注释

①结庐在人境：把茅屋建在人群聚居的地方。结庐：建造房屋。②何能尔：为什么能够这样。③心远地自偏：因为心境高远，住的地方也会变得偏僻宁静起来。④句意为俯身于东篱下采菊，不经意间抬起头看见了南山。这是陶渊明的咏菊名句。南山：泛指南面的山。一说指为庐山。⑤山气日夕佳：山里面自然的景观白天和晚上都非常好。⑥相与还：结伴而归。

● 按 语 ●

　　陶渊明曾写过二十首总题为《饮酒》的组诗，这是其中的第五首。无论在思想上还是在艺术上，都称得上是他的代表作。这首诗看似平淡无奇，实则丰富多彩。诗人以平淡清远之笔，向读者娓娓道来。我把茅屋建在人群聚居的地方，但是此处并没有车马的喧闹声。请问你为什么能够这样，因为心距离那些世俗的扰乱比较远，所以住的地方也会变得偏僻宁静起来。看来，并不是真的没有车马的喧闹，而是诗人心境高远，悠然自得，自然就摆脱了环境的困扰。诗人生活在充满了战乱、黑暗和灾荒的时代，能够保持住自己内心之中的一份宁静，是何等珍贵！这里包含的人生哲理也告诉我们，净化的精神世界，随处都可以找到生活的乐趣。"采菊东篱下，悠然见南山"，一俯一仰，在不经意之间，远处的南山映入诗人的眼帘。看到"山气日夕佳，飞鸟相与还"，山中美妙的自然景观，让诗人感受到一种非常自然而率真的意境。但这种微妙的意境是难以用语言来表达的，只可意会不可言传，所以"欲辨已忘言"了。整首诗让我们能深深感受到诗人那种真挚的感情和率真的个性。

陶渊明长期隐居躬耕，日子虽然过得艰苦，却能安贫乐道，忘怀得失，悠闲自得。他在《归去来兮辞》中写道："富贵非吾愿，帝乡不可期。"说人间富贵不是他的意愿，而神仙世界又不可能期求。这两句诗恰好为这首诗作了注脚。他在诗中多歌咏隐逸，描写田园，所以被称为"隐逸诗人"或"田园诗人"。

诏①问山中何所有赋诗以答

陶弘景

山中何所有，岭上多白云。
只可自怡悦②，不堪③持赠君。

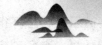

选自《陶隐居集》

作者简介

陶弘景（456—536），字通明，丹阳秣陵（今江苏南京）人。南朝齐梁时著名的思想家、医学家。年轻时曾做过诸王的"侍郎""侍读"一类闲官，后辞官隐于句曲山，自号"华阳隐居"。梁武帝即位后，屡次聘请他，他不肯出山。但每有大事，梁武帝总要去向他求教，时人称他"山中宰相"。死后谥"贞白先生"。作品有《本草经集注》《养性延命录》《集金丹黄白方》等。

注释

①诏：诏书，即帝王所发的文书命令。②怡悦：取悦，喜悦。③不堪：不能，不可。

● 按 语 ●

这是陶弘景隐居之后回答皇帝诏书所问"山中何所有"而写的一首诗。幽深的山中有什么，山岭中只飘着悠闲的白云。但它只能供我自己欣赏愉悦，不能把它摘来赠送给您。

首句即照应题目。显然皇帝之问，带有劝其出山之意，颇不以弃功名、隐林泉为然。而诗人则平淡地回答："岭上多白云。"话虽简约平淡，却含意深远。山中能有什么呢？当然没有华轩高马，没有钟鸣鼎食，没有荣华富贵，山岭中只有那缥缈的白云。但在诗人心目中白云是一种超尘出世的生活境界，唯有品格飘逸的高士才能领略其中的奇韵真趣。所以诗人说："只可自怡悦，不堪持赠君。"言外之意，我的志趣所在是白云青山林泉，可惜无法让您理解个中情趣，就像山中白云悠悠，难以持赠一样。诗人以委婉的方式表达了谢绝出仕之意。

这首诗描写了得天独厚的自然景色。诗人以白云为重，视庙堂为轻，借着这自然景色来表达自己不与世俗同流合污的高洁情怀。白云是诗人的精神家园，古诗中的白云往往与归隐修行联系在一起，象征着超然物外的隐逸精神。全诗仅短短20个字，写得轻淡自然，韵味隽永，为历代传诵。其中体现的隐居山林、悠闲自在的生活状态正是养生之道。

咏芙蓉

沈约

微风摇紫叶①，轻露拂朱房②。
中池③所以绿，待我泛红光④。

选自《汉魏六朝百三名家集·沈隐侯集》

作者简介 ————————————————————————

　　沈约（441—513）：字休文，吴兴郡武康县（今浙江德清）人。南朝著名政治家、文学家、史学家。出身于门阀士族，与梁武帝交好。官至尚书令，兼太子少傅。沈约为南朝文坛领袖，学问渊博，精通音律，为当时韵文创作开辟了新境界。其诗皆注重声律、对仗，是从比较自由的古体诗走向格律严整的近体诗的一个重要过渡阶段。著有《宋书》等。

注释 ————————————————————————

①紫叶：紫色荷叶。②拂朱房：轻轻擦过红色的莲房。朱房：指红色的莲房。③中池：荷池中。④泛红光：透出荷花的红色光彩。红光：此指荷花的红色光彩。

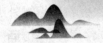

● 按　语 ●

　　古代称莲花为水芙蓉，沈约的这首《咏芙蓉》，即是咏莲花。诗人为我们描绘了一幅精美的画面，让荷花超然亭立的高贵形象显现在眼前。初夏的微风轻轻吹来，摇动着紫色的荷叶，轻盈的露珠垂拂在荷花红色的莲房上。园中池水充溢着绿意，待我绽开花葩，在阳光下泛出闪闪的红光来点缀其间，那是何等艳丽！虽然历代赞美芙蓉的诗不胜枚举，但此诗吟来别有韵味，独具特色。

　　色彩鲜明是这首诗的特点。那紫色的叶子，红色的花房，绿色的池水，构成了一幅色彩斑斓而和谐的画面。诗人始终没有对红莲盛开的情景作直接具体的描写，只是道出"待我泛红光"，给人以无限的遐想和期盼。

"微风摇紫叶，轻露拂朱房。"诗人通过拟人化的手法，用"摇"和"拂"两个轻曼的动词，将"微风"和"轻露"描绘得更加生动形象，也使整个画面增强了动感。风是"微风"，露是"轻露"，再加上清晨莲池的宁静气氛以及莲花那柔美的姿态，显得更加协调。

结语"中池所以绿，待我泛红光"更有寓意。诗人不是简单地描绘水绿花红的景象，而是借莲花自述，道出莲花的秀色与性格。莲池中的水本来就是绿的，而莲花自认为，池水之"所以绿"，是出于"待我泛红光"的缘故。此时莲花虽未开放，而她那种自信的神情和清高的性格却已跃然纸上。读者已经能够预见到盛开的红莲那流光溢彩的风姿了。诗人通过对莲花的歌咏，抒发自己对未来的期盼之情，给人以向上的力量。

这首诗表现了自然的美景，也传达出生活的乐趣，这两点均有益于养生。

咏寒松

范云

修条拂层汉①，密叶障天浔②。
凌风知劲节③，负雪④见贞心。

选自《先秦汉魏晋南北朝诗》

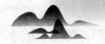

作者简介

范云（451—503）：字彦龙，南乡舞阴（今河南泌阳县西北）人，南朝文学家。为著名思想家范缜堂弟。范云是当时文坛领袖之一，与沈约、王融、谢朓等友善。萧衍代齐建梁后，任为侍中、吏部尚书、尚书右仆射等职。居官能直言劝谏。范云病故后，梁武帝萧衍闻讯痛哭流涕，即日御驾临殡。死后追赠卫将军，赐谥曰文。

注释

①修条：修长的枝条。层汉：高空云层。汉：天河。也称银汉、云汉。②障天浔：遮住了天涯。浔：水边深处。③凌风：凌厉的寒风。劲节：不屈的气节。④负雪：指松树枝条上背负的积雪。

● 按 语 ●

这首《咏寒松》短短20个字，成功地塑造了寒松的高洁形象。修长的枝条拂开了高高的云层，茂密的树叶遮住了天涯上空。凌厉的寒风知晓松树的不屈气节，枝上厚厚的积雪见证了松树贞洁的品格。

范云以精巧的语言赞颂了寒松的节操与贞心，"修条"与"密叶"是寒松之形，"劲节"与"贞心"乃寒松之神。形神紧密相依，苍松傲雪独立，流经岁月依然青翠挺拔。那巍然坚毅的高洁形象，实则寄寓了作者理想的人格，催人振奋，给人以力量。《内经》云："正气存内，邪不可干。"一个人如果能始终保持"寒松的节操与贞心"，自然是可以战胜疾病的。

于长安归还扬州九月九日行薇山亭赋韵

江总

心逐南云逝，形随北雁来①。
故乡篱下菊，今日几花开②。

选自《汉魏六朝百三家集·江令君集》

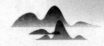

作者简介

　　江总（519—594）：南朝陈时人，名臣，文学家。字总持，祖籍济阳考城（今河南民权县东北）。出身高门，幼聪敏，有文才。官至太常卿。陈亡，入长安，仕于隋，后辞官南归，这首诗写于南归途中。

注释

①句意为我的心追逐南去的白云远逝了，身体却随着秋季由北向南飞回的大雁归来。②句化用陶渊明的"采菊东篱下，悠然见南山"。流露出了归隐田园的情怀。

● 按　语 ●

　　江总在陈时，官至尚书令，到晚年，陈为隋所灭，从此郁郁寡欢。诗人在回扬州途中经山东微县薇山亭所咏的这首重阳小诗，在强烈的故乡之思中，流露出亡国的隐痛。诗句大意为：流云南逝，大雁南归。故乡篱边菊花，又开了几朵呢？亡国之恨蕴于景物构成的意境中。

　　诗人的亡国之恨，通过诗歌的宣泄找到排遣的出口，这也是他经历大变故后的一个精神支撑。

二、隋唐五代时期

昔昔盐①

薛道衡

垂柳覆金堤，蘼芜叶复齐②。

水溢芙蓉沼，花飞桃李蹊③。

采桑秦氏女，织锦窦家妻④。

关山别荡子，风月守空闺⑤。

恒敛千金笑，长垂双玉啼⑥。

盘龙随镜隐，彩凤逐帷低⑦。

飞魂同夜鹊⑧，倦寝忆晨鸡⑨。

暗牖悬蛛网，空梁落燕泥⑩。

前年过代北，今岁往辽西⑪。

一去无消息，那能惜马蹄⑫？

选自《汉魏六朝百三家集·薛司隶集》

作者简介

薛道衡（540—609）：隋代诗人，字玄卿，河东汾阴（今山西万荣西南）人。历仕北齐、北周。隋朝建立后，任内史侍郎，加开府仪同三司。炀帝时，出为番州刺史，改任司隶大夫。他和卢思道齐名，在隋代诗人中艺术成就最高。有集30卷已佚。今存《薛司隶集》1卷。

注释

①昔昔盐：隋唐乐府题名。明代杨慎认为就是梁代乐府《夜夜曲》。昔昔：夜夜。盐：即艳，曲的别名。②"垂柳"两句：丝丝垂柳低垂，轻轻覆盖在金黄色的堤岸上，又是浓浓夏日，

蘼芜的叶子又变得异常繁茂浓密。金堤：即堤岸。堤之土黄而坚固，故用"金"修饰。蘼芜（mí wú）：香草名，其叶风干后可做香料。复：又。③"水溢"两句：碧水溢满荷塘，桃李的落花撒满道旁。沼：池塘。桃李蹊：桃李树下的小路。④"采桑"两句：思妇长得如采桑的罗敷般貌美，她对丈夫的思念像织锦的窦家妻那样真切。秦氏女：指罗敷。汉乐府《陌上桑》中有"秦氏有好女，自名为罗敷。罗敷喜蚕桑，采桑城南隅……行者见罗敷，下担捋髭须。少年见罗敷，脱帽著帩头。耕者忘其犁，锄者忘其锄"。窦家妻：指窦滔之妻苏蕙。窦滔为前秦苻坚时秦州刺史，被谪戍流沙，其妻苏蕙织锦为回文诗寄赠。⑤"关山"两句：丈夫已去关山之外，思妇在风月之夜只能独守空闺，忍受寂寞。荡子：在外乡漫游的人，即游子。风月：风月之夜。⑥"恒敛"二句：她独处闺中，长期收敛宝贵的笑容，相思使她经常整日流泪。恒：常。敛：收敛。千金笑：一笑值千金。双玉：指双目流泪。⑦"盘龙"两句：她无心打扮，铜镜背面所刻的龙纹被藏在匣中；懒得整理房间，凤形花纹的帏帐没有上钩而长垂。盘龙：铜镜背面所刻的龙纹。随镜隐：是说镜子因为不用，其背面所刻的龙纹也随之藏在匣中。彩凤：锦帐上的花纹是凤形。逐帷低：是说帷帐不上钩而长垂。思妇懒得整理房间，故帷帐老是垂挂着。⑧"飞魂"句：夜里睡不着，就像夜鹊见月惊起而神魂不定。飞魂：一作"惊魂"。同夜鹊：形容像夜鹊那样神魂不定。汉末曹操《短歌行》："月明星稀，乌鹊南飞。绕树三匝，何枝可依？"⑨"倦寝"句：像晨鸡那样早起不睡。倦寝：睡觉倦怠，即睡不着。⑩"暗牖"两句：昏暗的窗户上到处悬着一张一张的蜘蛛网，空废的屋梁上剥落着一块一块的燕巢泥。牖（yǒu）：窗户。空梁：空屋的房梁。⑪"前年"两句：丈夫征戍行踪不定，前年还在代州北部，而今又到了辽水西边。代：代州，治所在今山西省代县。辽：辽水，在今辽宁省境内，即辽河。⑫"一去"两句：一经出征，从此便再无消息，何时才能听到丈夫归来的马蹄声？惜马蹄：爱惜马蹄，指不回来。东汉苏伯玉妻《盘中诗》："家居长安身在蜀，何惜马蹄归不数。"

● 按　语 ●

　　这是一首闺怨诗，前四句写春末夏初的景物，引出思妇。这里写了垂柳、蘼芜、芙蓉和飞花四种各自独立的景物，以折杨柳送别、采芙蓉求欢等民俗事象来暗示思妇的心态，以悬念征夫的情感将四个貌似各不相干的画面融成一体。接着四句用旧事喻思妇守空闺，意象变换如峰回路转，从暗喻转为明写。"采桑"句承汉乐府《陌上桑》之意表示思妇的美好；"织锦"句借苏蕙织锦之典表示思妇的相思。"荡子"点明相思的对象，"关山"表明相思的遥远；"风月守空闺"，仅五字就勾勒出一个思妇独守空房，无心观赏大自然的风月美景的画面。下面八句用景物的衬托，把思妇的思念之深刻画了出来。其中"飞魂同夜鹊，倦寝忆晨鸡"两句，则将思妇的内心完全形象化了。"暗牖悬蛛网，空梁落燕泥"更是当时传诵的名句。最后四句则为远距离的意象。"代北"与"辽西"从空间上写其"远"；"前年"与"今岁"是从时间上写其"远"。"一去无消息，那能惜马蹄？"结尾两句埋怨丈夫久戍于外而不归，以问句作结，内心的埋怨之情表露无遗。

这首诗充分展露了诗人丰富的内心世界。而敞开心扉，诉说真情实感，一吐为快，也是调整心态的一种养生方法。

春江花月夜

杨 广

暮江平不动，春花满正开①。
流波将月去，潮水共星来②。

选自《全隋诗》

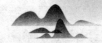

作者简介 ——————————————————————————

　　杨广（569—618）：一名英，华阴（今陕西华阴市）人，隋朝第二位皇帝。在位期间确立科举取士制度，修建大运河，营建东都，迁都洛阳，对后世颇有影响，然而他频繁地发动战争，如亲征吐谷浑，三征高句丽，加之滥用民力，致使民变频起，造成天下大乱，直接导致了隋朝的覆亡。唐朝谥炀皇帝，《全隋诗》录存其诗40多首。

注释——————————————————————————————

① "暮江"两句：暮色中的长江，风平浪静，水波不兴；大江两岸，鲜花盛开，春意盎然。
② "流波"两句：风吹波生，水中的月影摇晃不定；潮头浪花飞溅，与大江中的星光共明。

● 按 语 ●

　　《春江花月夜》是陈朝已有的乐府吴声歌曲，初唐张若虚的同题名篇最为著名。此诗描写的是日落后的长江经过了一天的潮涨潮落，终于等到了夜晚休憩的时刻，只见暮霭沉沉，江水浩淼，平坦宁静；在波平浪息之时，两岸的千树梨花万树桃，都张开了花瓣，吐露出花蕊，散发出花香。当花儿开到一朵朵饱满的时分，清逸的花香终于聚汇成了一阵芳香的氛围，缓缓地拂散了江面上沉沉的夜气。披着一身星光月色的长江，潮头浪花飞溅，与大江中的星光共明。这是一个绮丽而又奇异的幻境、一个开阔而又壮观的画面：明月和群星不再高拱在夜空，却成了流动在水上的精灵，它们从潮水中诞生，在流波中消融；如此来来去去、循环往复、生生不息，长江刚才还是明珠缀袍，转身已是遍体银光飞舞了。诗人描绘了一个绝妙的"江流扶明月，潮水涌星光"的意境，给人以美的享受，《春江花月夜》五个字的诗题，一个字一个场景，内容简洁，清新脱俗。

588年，隋朝皇帝杨坚派出了次子晋王杨广，统率数十万军队，由北而南，发起了大规模的渡长江之战。第二年的早春，战事就已宣告结束。这场灭国之战逼降了陈朝末帝陈叔宝，继而招降了三吴之地和岭南。至此，杨氏王朝一统天下，结束了汉末以来多政权分立将近四百年的混乱局面。杨广继承父亲的皇位数月之后，陈叔宝去世。根据正史《陈书》的记载，杨广给了这位陈后主一个谥号：炀。那么，"炀"是什么意思？据《谥法》的解释：逆天虐民曰炀，远礼远正曰炀，好内怠政曰炀。""炀"算不上一个好的谥号。

极具戏剧性的是，618年，杨广的亲信宇文化及、司马德戡等人发动了一场兵变，并在翌日缢死了皇帝杨广。后来李渊做了皇帝，也给杨广一个谥号"炀"，后世称为"隋炀帝"。

从养生角度来看，正气给人以滋养，贪念给人以耗损。那么，涵养浩然正气，拥有宽广的爱民情怀，不正是身居高位者要用一生的努力与坚守来达致的吗？

枕上记

孙思邈

侵晨①一碗粥，晚饭莫教足。

撞动景阳钟②，叩齿三十六。

大寒与大热，且莫贪色欲。

醉饱莫行房，五脏皆翻覆。

欲火艾慢烧③，身争④独自宿。

坐卧莫当风，频于暖处浴。

食饱行百步，常以手摩腹。

莫食无鳞鱼⑤，诸般禽兽肉。

自死⑥禽与兽，食之多命促⑦。

土木为形象⑧，求之有恩福。

选自《养生要集》

作者简介

孙思邈（581—682）：唐代伟大的医学家。京兆华原（今陕西铜川市耀州区）人。幼年患病，刻意学习医术，总结前人的医疗理论和临床经验，编成《备急千金要方》和《千金翼方》两书，集隋唐时期医药学之大成。他医德高尚，对病人不分贵贱贫富，一心救治。被后人尊为"药王"。

注释

①侵晨：快到早晨。侵：接近之意。②景阳钟：意为起床时。据传南齐武帝因宫深不闻端门鼓漏声，命人置钟于景阳楼上。宫人闻钟声，即早起妆饰，后人称起床时为景阳钟。

③艾慢烧：比喻节欲。艾：艾绒。④身争：自己争取。⑤无鳞鱼：古人认为无鳞鱼是发物，生病的人吃了，会加重现有疾病。其实所谓无鳞鱼和有鳞鱼，只是鱼种不同而已，两者在营养价值上并没有很大差别。⑥自死：指不是宰杀的。⑦命促：生命短暂。⑧土木为形象：形体像土木一样自然。比喻人的本来面目，不加修饰，即顺应自然。

● 按　语 ●

孙思邈在本篇中主要讲了一些养生之道。如晚饭不要吃得太饱、经常叩齿、清减色欲、坐卧避风、饭后百步、不要吃有问题的鱼肉等。这些论述，都是养生的宝贵经验，对保持身体健康很有意义。当然，其有些论述也值得商榷，如他提倡"身争独自宿"，这要分情况而定，现代观点往往主张老年夫妻最好不要分居而卧，这不利于老两口互相关照。

孙真人十二多

孙思邈

多思则神殆①，多念则志散②，

多欲则志昏，多事则形劳，

多语则气亡，多笑则脏伤，

多愁则心慑③，多乐则语溢④，

多喜则志忘昏乱⑤，多怒则百脉不定⑥，

多好则专迷不理，多恶则憔悴⑦无厌。

选自《养生要集》

注释

①殆：危险不安。神殆：此指精神不振。②志散：指意志涣散。③慑：恐惧，害怕。④语溢：语言过度。溢：指水满外流，引申为过度、超出。⑤昏乱：此指神志昏乱。原因是过喜伤心，而心藏神，心伤则失所藏。⑥百脉不定：这里是指气血运行紊乱。原因是大怒伤肝，而肝藏血，与人体气机有关，故肝气受损后，气血运行紊乱。⑦憔悴：指面色不润泽、困顿萎靡貌。

● 按　语 ●

　　本段主要论述精神活动过度时，对人体"神"的不良影响。人身三宝"精、气、神"，神旺则身健，神疲则身怠。而要养神，就一定要注意恬淡虚无，志闲而少欲。欲、愁、怒等自然不应过多，一旦产生要尽快自我调节；甚至包括笑、乐、喜、好等所谓的"好事"也不能太过，过犹不及，太多了也会走向反面。孙思邈的这些观点，充满了辩证法，对人们养生很有借鉴意义。

四少歌（神仙诀）

孙思邈

口中言少，心中事少；
腹里食少，自然睡少①。
依此四少，神仙可了②。

选自《养生要集》

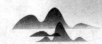

注释——

①自然睡少：不必睡很长时间，但需要高质量的睡眠，以"自然"就寝和醒来为好。

②神仙可了：神仙的境界可以达到。了：达到。

● 按 语 ●

　　这首诗流传很广，成为历代养生学家的座右铭。古人养生讲究"养神"，他们认为少说话和少想事对养生有益。当然这要辩证地看，现在我们知道，必要的交流和思考对延缓衰老也是有益的。只不过不妄议是非，不想没有意义的事就好了。诗中提到的吃饭要节制，不要过量，为古今养生学家所提倡。自然睡少，意思是不必睡太长时间，要提高睡眠质量，这样睡的时间虽短，但休息却很充分。若做到了以上"四少"，就自然达到了神仙的境界。

养生铭^①（摄生咏）

孙思邈

怒盛偏伤气^②，思多太伤神；

神疲心易役^③，气弱病相侵。

勿使悲欢^④极，当令^⑤饮食均。

再三^⑥防夜醉，第一^⑦戒晨嗔；

亥寝鸣云鼓^⑧，寅兴嗽玉津^⑨；

妖邪^⑩难犯己，精气自全身；

若要无百病，常须节五辛^⑪。

安神当悦乐，惜气保和纯^⑫。

寿夭^⑬休论命，修行^⑭本在人。

若能遵此理，平地可朝真^⑮。

选自《养生要集》

注释

①养生：摄养身心使长寿。铭：指刻写在金石等物上的文辞。具有称颂、警戒等性质，多用韵语。②伤气：心志受挫，损伤元气。③神疲心易役：精神疲乏，心神为其所累。④悲欢：悲哀与欢乐。⑤当令：顺应时令。⑥再三：一次又一次。⑦第一：首要的，最重要的。⑧亥寝鸣云鼓：亥时即寝，鸣响天鼓。以两手掩耳，即以第二指压中指上，用第二指弹脑后两骨做响声，谓之鸣天鼓，可去风池邪气。⑨寅兴嗽玉津：凌晨醒来吞咽唾液。寅：寅时，指凌晨3~4时。玉津：是对唾液的别称。此句与前"鸣云鼓"有异曲同工之妙，也是对口腔乃至机体的重要保健措施之一。⑩妖邪：指鬼怪神祟及其危害。⑪五辛：五种辛味的蔬菜，也称五荤。一葱，二薤，三韭，四蒜，五兴渠。⑫惜气保和纯：用各种不同的方法来保护人体中的元气，并保持心志和顺，身体安适。⑬寿夭：长

命与夭折，指寿限。⑭修行：修养德行。⑮平地可朝真：定然能够朝见真人。平地：平稳地，稳当地。

● 按 语 ●

本文提出了养生的一些具体措施，如调摄精神、功法锻炼、醉勿入房等。这些都是切实可行的。孙思邈在他的《千金方》中，曾引用魏晋时期养生学家嵇康在《答养生论》中的话说："养生有五难，名利不去为一难，喜怒不除为二难，声色不去为三难，滋味不绝为四难，神虑精散为五难。五者必存，虽心希难老，口诵至言，咀嚼英华，呼吸太阳，不能不回其操、不夭其年也。五者无于胸中，则信顺日跻，道德日全，不祈善而有福，不求寿而自延，此养生之大旨也。"可供后人注重养生者参考借鉴。

采 药

王绩

野情贪药饵①，郊居倦蓬荜②。

青龙护道符③，白犬游仙术④。

腰镰戊己月，负锸庚辛日⑤。

时时断嶂遮，往往孤峰出。

行披葛仙经，坐检神农帙⑥。

龟蛇采二苓⑦，赤白寻双术⑧。

地冻根⑨难尽，丛枯苗⑩易失。

从容肉作名⑪，薯蓣⑫膏成质。

家丰松叶酒⑬，器贮参⑭花蜜。

且复归去来，刀圭⑮辅衰疾。

选自《全唐诗》

作者简介

　　王绩（约589—644）：字无功，号东皋子，绛州龙门（今山西河津）人。性简傲，嗜酒，能饮五斗，自作《五斗先生传》，撰《酒经》《酒谱》。其诗近而不浅，质而不俗，真率疏放，有旷怀高致，直追魏晋高风。

注释

①野情：爱好山野之情。药饵：犹言"药物"。②蓬荜："蓬门荜户"的略语，喻指简陋的房屋。③道符：道教徒用以"驱鬼护身"或治病延年的符箓。《抱朴子》载有"青龙符"。④"白犬"句：据《抱朴子·仙药》载，上山采药之时，"须带灵宝符，牵白犬，

抱白鸡,以白盐一斗,及开山符著大石上,执吴唐草一把以入山。山神喜,必得芝也"。此二句意为已做好入山采药的准备。⑤"腰镰"两句:指一年里经常携带工具,上山采药。戊己、庚辛,泛指时月。⑥"行披"两句:行坐之间,时常翻阅葛洪仙翁的医药经典和《神农经》(《神农四经》言:"上药令人身安命延……中药养性,下药除病。")。披:翻阅。葛仙:指葛洪。检:翻检。帙zhì:包书的布套,借指书籍。⑦龟蛇采二苓:此句意为采龟、蛇形状的茯苓。苓:茯苓,菌类植物。古人认为年代久长的茯苓,其根茎部会呈各种动物形状,食之可以延年益寿,长生成仙。⑧赤白寻双术:此句意为寻赤、白二色之术草。术:草名,古人认为是一种服食后能长生的药草。⑨根:指茯苓的根茎。⑩苗:指术草的枝叶。⑪从容:同"苁蓉",植物名。又名"肉苁蓉",故云"肉"作名。⑫薯蓣:亦称"山药",块茎可供食用,并可入药。⑬松叶酒:用松叶酿制成的酒。⑭参:人参。⑮刀圭:古代量取药末的工具。这里借指药物。

● 按 语 ●

服食本是道教的一种修炼方术,也称"药饵",指服食"仙药"以求长生不老。服食之风自魏晋南北朝至隋唐之际一直极为兴盛,王绩也服食,但很难发现他有神仙信仰和修仙之举,他的服食只限于"养性",使体魄健康,提高生命质量。晚年他因患风痹,也服食"治病"的"下药"。

此首诗中诸多记载表明王绩对服食十分认真:第一,他服食的有丸、膏、蜜、药酒等,花样繁多,且多为自制。第二,他种植药材,而且讲究种植方法,以取事半功倍之效。正因此,故有同好者赠送种植方法。第三,他采集药材。为此他是下了功夫的,不仅按照葛洪《抱朴子·仙药》的要求,做好种种入山采药的准备工作,而且"行披葛仙经,坐检神农帙",对照药书识别草药。他不仅攀岩越岭,像樵夫一样辛苦,而且天寒地冻采挖不辍。虽然王绩不相信人能成仙,也不羡慕长生不老的神仙,但是他却希望健康地活着。通过《采药》一诗可以看到诗人服食的全过程,从中也可看出王绩对待服食是很理智的。他否定神仙思想和神仙术,对服食持一种冷静的选择态度。选择的参照系是"神农帙",即"神农本草"一类中药典籍。他经常服用茯苓、猪苓、苍术、白术、苁蓉、薯蓣(山药)等,这些中草药不仅可以治病,而且还可以保健。

赋得樱桃

李世民

华林①满芳景，洛阳遍阳春。

朱颜含远日②，翠色影长津③。

乔柯啭娇鸟④，低枝映美人。

昔作园中实，今来席上珍⑤。

选自《全唐诗》

作者简介

李世民（599—649）：陇西成纪（今甘肃静宁西南）人，唐朝第二位皇帝，杰出的政治家、战略家、军事家，在唐朝的建立与统一过程中立下赫赫战功。公元626年，李世民即位，改元贞观。李世民为帝之后，积极听取群臣的意见，对内以文治天下，虚心纳谏，厉行节约，劝课农桑，使百姓能够休养生息，国泰民安，开创了中国历史上著名的贞观之治。公元649年，李世民因病驾崩，庙号太宗，葬于昭陵。

注释

①华林：华林宫。本是东汉芳林园，北魏正始初因避齐王芳讳改。故址在今河南洛阳故城内。与下句"洛阳"互文，皆指洛阳。②朱颜含远日：艳阳高照，红彤彤的果实格外鲜艳欲滴。③翠色影长津：翠绿的枝叶覆盖在长河岸边。长津：长的河流。④乔柯啭娇鸟：鸟儿飞上高枝清脆地鸣叫。乔柯：高枝。⑤"昔作"两句：往日园中的果实，今天用作宴请宾客的珍果。古人对于樱桃的重视源于国家礼仪——荐新。它是一种以初熟的五谷或时令果物祭献天地神明和祖先的礼仪。樱桃作为初春第一果，当仁不让地成为荐新的祭品。人们感谢神灵和祖先的庇护，并希望来年继续得到保佑。唐朝对樱桃更加看重，每年收获的首批樱桃要先送到帝王宗庙献祭后，才用来赏赐、宴请宫廷内外大臣，唐朝的诗人中王维、白居易等曾获此厚遇，并为樱桃写诗作词。

● 按　语 ●

　　樱桃性温，味甘微酸；入脾、肝经。补中益气，祛风胜湿，主水谷痢，止泄精。主治病后体虚气弱，气短心悸，倦怠食少，咽干口渴，以及风湿腰腿疼痛、四肢不仁、关节屈伸不利、冻疮等病症。

　　洛阳樱桃是洛阳的特产之一，以个大肉多、色泽红润而著称。樱桃树自秦汉以来一直是皇宫御花园中常见的植物，花开时节景致极佳。历代君主均喜食洛阳樱桃，将其钦定为贡果。唐太宗不仅自己喜食，而且每年都要地方向皇室进献最好的樱桃。《赋得樱桃》就是唐太宗为描写食樱桃时的愉悦心情所作。

　　唐代其他诗人也常有樱桃的诗句。杜甫《野人送朱樱诗》："西蜀樱桃也自红，野人相赠满筠笼。数回细写愁乃破，万颗匀圆讶许同。忆昨赐沾门下省，退朝擎出大明宫。金盘玉箸无消息，此日尝新任转蓬。"韩愈《和水部张员外宣政衙赐百官樱桃诗》："汉家旧种明光殿，炎帝还书本草经。岂似满朝承雨露，共看传赐出青冥。香随翠笼擎初到，色映银盘写未停。食罢自知无所报，空然惭汗仰皇扃。"

菩提偈

慧 能

菩提本无树①，明镜亦非台②，

本来无一物，何处惹尘埃③。

选自《坛经》

作者简介 ————————————————————————————————————

　　惠能（638—713）：原籍范阳（治今河北涿州一带），生在南海（今广州市）新兴，俗家姓卢。他五岁时父亲病故，家中贫穷，孤儿寡母，依靠卖柴度日。因听见别人念《金刚经》而立志学佛，后来北上来到黄梅，师从五祖弘忍，得到五祖心法并受法衣，成为禅宗六祖。

注释 —————————————————————————————————————

①菩提："菩提"一词是梵文"Bodhi"的音译，意思是觉悟、智慧，佛教用以指断绝世间烦恼而达到超凡脱俗的彻悟境界等。菩提树，一个具有浓浓宗教味的树名，依佛经记载，佛教创始人释迦牟尼在一棵毕钵罗树下悟道成佛，此树种因而被尊称为菩提树。菩提树原产于印度，在印度被称为圣树，也是印度的国树。②明镜：通常用以比喻佛与众生感应的中介。台：指安置明镜的地方，借指客观存在。③尘埃：佛教术语，指人间的一切世俗事务。

● 按 语 ●

　　这是禅宗六祖惠能大师的一个四句偈，是从神秀（惠能师兄）那个偈子引申出来的。神秀（约606—706），汴州尉氏（今河南尉氏县）人，俗家姓李。师从弘忍出家，为东山寺首座。

　　此偈见于敦煌写本《坛经》。关于这首诗的来历，《坛经》第四节至第八节有明白的记载：禅宗五祖弘忍"一日唤门人尽来"，要大家"各作一偈"。并说"若悟大意者",即"付汝衣法,禀为六代"。弘忍的上首弟子神秀在门前写了一偈道:"身是菩提树,心如明镜台,时时勤拂拭,勿使惹尘埃。"意思是:众生的身体就是一棵觉悟的智慧树,众生的心灵就像一座明亮的台镜。要时时不断地将它掸拂擦拭,不让它被尘垢污染,障蔽了光明的本性。

惠能的偈语,即针对神秀的《无相偈》而发。据《坛经》所载,惠能本不识字,他先"请人一读"神秀的偈语,然后作此歌偈,"请得一解书人于西间壁上题着"。惠能说:"菩提本无树,明镜亦非台,本来无一物,何处惹尘埃。"意思是:菩提原本就没有树,明亮的镜子也并不是台。本来就是虚无一物,哪里会染上什么尘埃?

惠能的这首偈同神秀的那首体现出来的修行方法具有原则性的区别。神秀的那首《无相偈》,虽使他失去作为弘忍继承人的资格,后来他却成了北宗一派的开山祖。由于神秀强调"时时勤拂拭",后人以其主张"拂尘看净",称其门派为"渐修派"。而惠能的这一首,是对神秀偈的否定,直接把握住"见性成佛"的关键,后人称惠能一派为"顿悟派"。

这首偈喻示的心中无物、无所挂碍的境界也是养生修心的最佳境界。

惟此温泉是称愈疾，岂予独受其福，思与兆人共之。乘暇巡游乃言其志①

李隆基

桂殿②与山连，兰汤涌自然③。
阴崖含秀色④，温谷吐潺湲⑤。
绩为蠲邪⑥著，功因养正⑦宣。
愿言将亿兆⑧，同此共昌延⑨。

选自《全唐诗》

作者简介 ————————————————————————————

　　李隆基（685—762）：712年至756年在位，是唐朝在位最长的皇帝，亦是唐朝极盛时期的皇帝。李隆基个人素质优秀，善骑射，通音律、历象之学，多才多艺。李隆基在位前期，在政治上很有作为。在位后期逐渐怠于朝政，宠信奸臣李林甫、杨国忠等，导致了长达八年的安史之乱，为唐朝中衰埋下伏笔。756年，太子李亨即位，尊其为太上皇。762年病逝，庙号玄宗。清朝为避康熙帝玄烨名讳，多称其为唐明皇。

注释 ————————————————————————————————

①以诗题为序。在古人的作品中，有时会以很长的诗题代替序。温泉：一般指温度超过当地年平均气温的泉水。愈疾：使疾病痊愈。独受：独自享受到偏赏。兆人：众百姓。《后汉书·光武帝纪上》："汉遭王莽，宗庙废绝，兆人涂炭。"巡游：遨游，漫游。②桂殿：对寺观殿宇的美称。③兰汤：熏香的浴水，此处指温泉。《楚辞·九歌·云中君》："浴兰汤兮沐芳，华采衣兮若英。"自然：天然，非人为的。《老子》："人法地，地法天，天法道，道法自然。"④阴崖：背阳的山崖。秀色：秀色是一种比喻，这里是指优美的景色。⑤温谷：冬暖的山谷。亦称"温源谷"，此处指温泉。潺湲：流貌，不绝貌，这里指流

水、流水声。⑥蠲（juān）邪：去除邪祟。⑦养正：涵养正道。⑧愿言：思念殷切的样子。亿兆：极言其数之多。这里指万民百姓。⑨昌延：兴旺不衰。

● 按 语 ●

这首诗记述了诗人乘暇游温泉的情景，并借以言志，"与兆人"共享其福。前四句描述了温泉的位置与优美的环境，接着介绍了温泉的两大功效：去除邪祟、涵养正道。最后两句表达了作者愿与天下兆民共享此福、国运兴旺不衰的美好愿望。

由诗中可知，唐代的人们已经了解并享受着温泉的养生之效。这里的温泉当为熏香温泉，不仅香气如兰，还含有多种微量元素，对一些疾病具有医疗作用，能改善体质，增强抵抗力和预防疾病。但要注意它并非包治百病，还要小心其危险性，部分皮肤病、心脏病患者及孕妇等，不可贸然浸泡温泉。

观拔河①俗戏

李隆基

俗传此戏，必致年丰，故命北军，以
求岁稔②。

壮徒恒贾勇③，拔拒④抵长河。

欲练英雄志，须明胜负多。

噪齐山岌嶪⑤，气作水腾波⑥。

预期年岁稔⑦，先此乐时和⑧。

选自《全唐诗》

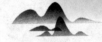

注释————————————————————

①拔河：我国一项传统的体育运动。②俗传：民间传说。北军：此处指唐代皇帝的北衙禁军。
原指汉代守卫京师的屯卫兵。未央宫在京城西南，其卫兵称南军；长乐宫在京城东面偏北，
其卫兵称北军。岁稔：年成丰熟。③贾（gǔ）勇：鼓足勇气。贾：卖也。④拔拒：比腕力。
古代的一种练武活动。⑤岌嶪（jí yè）：高峻貌，危急。⑥腾波：翻腾的波浪；在波涛中
奔腾。⑦年岁稔：指年成，年景。岁：年。⑧时和：天气和顺。

● 按　语 ●

　　此诗是一首记录民俗养生、运动养生的好诗。序中道出拔河的民俗，
以求年成丰熟。诗中描绘了禁军士卒争胜斗勇的英雄豪气，生动再现了两
队相持不下，声震山岳，呼气若翻腾的波浪一样壮观紧张的场面，诗人也
在诗中表明了祈求风调雨顺、收成丰熟的愿望。

拔河在中国有着悠久的历史。早在春秋战国时期，就有拔河这项活动，后演变为荆楚一带民间流行的"牵钩之戏"，实际上是配合水战的一种军事技能。后从军中传至民间，并沿袭久远。唐代，拔河活动较多，且进一步规范。据《唐语林》载，唐开元年间，唐玄宗多次在皇宫设拔河戏，其中一次有上千人参加，还特地邀请各国使节前来观看。这次千人拔河活动开始后，鼓声震天，喧声雷动。大臣张说曾用"长绳系日住，贯索挽河流"的诗句来描绘此次拔河的盛况。玄宗朝进士薛胜，曾目睹了千人拔河的盛大场面，并写下了有名的《拔河赋》。

拔河运动能够增强心脏功能、强化胸肌、腹肌和股肌的抗突变能力，减少挫伤的发生概率。但是，由于它是一项爆发力很强的运动，身体素质偏低的人并不适合。

过故人庄①

孟浩然

故人具鸡黍②，邀我至田家。

绿树村边合③，青山郭外斜④。

开轩面场圃⑤，把酒话桑麻⑥。

待到重阳日⑦，还来就菊花⑧。

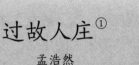

选自《孟浩然集》

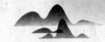

作者简介 ————————————————

　　孟浩然（689—740）：唐代诗人。本名不详（一说名浩），字浩然，襄州襄阳（今属湖北）人，世称"孟襄阳"。少好节义，喜济人，工于诗。年四十游京师，唐玄宗诏其咏诗，言"不才明主弃"之语，玄宗谓："卿自不求仕，朕未尝弃卿，奈何诬我？"因放还未仕，后隐居鹿门山，著诗二百余首。孟浩然与另一位山水田园诗人王维合称为"王孟"。

注释 ————————————————

　　①过：拜访。故人庄：老朋友的田庄。②具：准备，置办。鸡黍（shǔ）：指农家待客的丰盛饭食（指鸡和黄米饭）。黍：黄米，古代认为是上等的粮食。③合：环绕。④郭：古代城墙有内外两重，内为城，外为郭，这里指村庄的外墙。斜：倾斜。⑤开轩：打开窗户。面：面对。场：打谷场、稻场。圃：菜园。⑥把酒：端着酒具，指饮酒。把：拿起，端起。桑麻：桑树和麻。这里泛指庄稼农事。⑦重阳日：指夏历的九月初九。古人在这一天有登高、饮菊花酒的习俗。⑧还（huán）：返，来。就菊花：指饮菊花酒，也是赏菊的意思。就：靠近，指去做某事。

● 按　语 ●

　　这首诗是写诗人隐居鹿门山时，被友人邀请去田舍做客的情境。这是一首田园诗，描写了农家恬静闲适的生活，也写老朋友的情谊。全诗通过描写田园生活的风光，表达了诗人对这种生活的热爱。

　　诗由"邀"到"至"到"望"又到"约"，一径写去，自然流畅。语言朴实无华，意境清新隽永。诗人以亲切省净的语言，写出从往访到告别的过程。通篇侃侃叙来，似说家常，"绿树村边合，青山郭外斜"这一联句，画龙点睛地勾勒出一个环抱在青山绿树之中的村落的典型环境，可谓有美景养眼，美食养胃，友情养心。其写田园景物清新恬静，写朋友情谊真挚深厚，写田家生活简朴亲切。孟浩然使山水诗到达了新的境界：诗中情和景的关系，不仅是彼此衬托，而且常常是水乳交融般的密合。

采莲曲①

王昌龄

荷叶罗裙一色裁②，芙蓉③向脸两边开。
乱入④池中看不见，闻歌始觉⑤有人来。

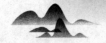

选自《王昌龄集》

作者简介

王昌龄（698—756）：字少伯，京兆长安（今陕西西安）人。盛唐著名边塞诗人，后人誉为"七绝圣手"。早年贫贱，困于农耕，年近不惑，始中进士。初任秘书省校书郎，又中博学宏辞，授汜水尉，因事贬龙标（今湖南洪江西）尉。与李白、高适、王维、王之涣、岑参等交厚。安史之乱起，为刺史闾丘晓所杀。其诗以七绝见长，尤以登第之前赴西北边塞所作边塞诗最著。

注释

①采莲曲：为王昌龄《相和歌辞·采莲曲》三首其二。②罗裙：用细软而有疏孔的丝织品制成的裙子。一色裁：像是用同一颜色的衣料剪裁的。③芙蓉：指荷花。④乱入：杂入、混入。看不见：指分不清哪是芙蓉的绿叶红花，哪是少女的绿裙红颜。⑤闻歌：听到歌声。始觉：才知道。

● 按 语 ●

在公元748年（唐天宝七载）夏天，王昌龄独自一人行走在龙标城外，在东溪的荷池，看见了一幅绝美的画面：酋长的公主阿朵在荷池采莲唱歌。遂作"采莲曲"。这首诗写的是采莲少女，但诗中并不正面描写，而是用荷叶与罗裙一样绿、荷花与脸庞一样红、不见人影先闻歌声等手法加以衬托描写，巧妙地将采莲少女的美丽与大自然融为一体。全诗生动活泼，富于诗情画意，饶有生活情趣。

莲又叫荷花、芙蓉，睡莲科。其花、叶、莲子、藕、荷蒂、莲心等皆可入药。花、叶及梗具有祛湿、止血、升清降浊、清暑解热、宽中理气之功效。莲子甘、涩、平，可养心安神、健脾止泻止带、益肾固精。莲心苦、寒，可清心火、降血压。生藕甘、寒，能凉血散寒。熟藕甘、温，可补心益胃。藕粉甘、咸、平，有益血、止血、调中、开胃之功效。

辋川闲居赠裴秀才迪①

王维

寒山转苍翠②，秋水日潺湲③。
倚杖柴门外，临风听暮蝉④。
渡头⑤余落日，墟里上孤烟⑥。
复值接舆⑦醉，狂歌五柳⑧前。

选自《王摩诘集》

作者简介

　　王维（701？—761）：字摩诘（jié），号摩诘居士。盛唐时期著名诗人，官至尚书右丞，世称"王右丞"。原籍太原祁（今山西祁县），迁至蒲州（治今山西永济西南蒲州镇），晚年居于蓝田辋川别墅。其诗、画成就都很高，苏轼赞他："味摩诘之诗，诗中有画；观摩诘之画，画中有诗。"尤以山水诗成就为最，与孟浩然合称"王孟"。

注释

①辋（wǎng）川：水名，在今陕西省蓝田县南终南山下。山麓有宋之问的别墅，后归王维。王维在那里住了三十多年，直至晚年。裴秀才迪：即裴迪，诗人，王维的好友，与王维唱和较多。②转苍翠：变为青绿色。转：变为。苍翠：青绿色。③潺湲（chán yuán）：水流声。这里指水流缓慢的样子。④听暮蝉：聆听秋后蝉儿的鸣叫。暮蝉：秋后的蝉，这里指蝉鸣。⑤渡头：渡口。⑥墟里：村落。孤烟：直升的炊烟。⑦值：遇到。接舆：陆通，字接舆，春秋时楚国人，好养性，假装疯狂，不出去做官。在这里以接舆比裴迪。⑧五柳：陶渊明，号"五柳先生"。这里诗人以"五柳先生"自比。这两句诗的意思是说，

又碰到狂放的裴迪喝醉了酒，在我面前唱歌。

● 按　语 ●

世有"李白是天才，杜甫是地才，王维是人才"之说，后人亦称王维为诗佛，此称谓不仅是说王维诗歌中的佛教意味和王维的宗教倾向，更表达了后人对王维在唐朝诗坛崇高地位的肯定。王维不仅是公认的诗佛，也是文人画的南山之宗（钱钟书称他为"盛唐画坛第一把交椅"），并且精通音律，善书法和篆刻。

这首诗是他隐居生活中的一个篇章，主要内容是"言志"，写诗人远离尘俗，继续隐居的愿望。诗中写景并不刻意铺陈，自然清新，如同信手拈来，而淡远之境自见，大有渊明遗风。在如此优美的环境中养生，可谓得其所也。

这是一首诗、画、乐完美结合的五律。首联和颈联写景，描绘辋川附近山水田园的深秋暮色；颔联和尾联写人，刻画诗人和裴迪两个隐士的形象。风光人物，交替行文，相映成趣，形成物我一体、情景交融的艺术境界，抒写诗人的闲居之乐和对友人的真切情谊。

秋夜独坐

王维

独坐悲双鬓，空堂欲二更①。

雨中山果②落，灯下草虫鸣③。

白发终难变，黄金④不可成。

欲知除老病⑤，唯有学无生⑥。

选自《王摩诘集》

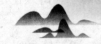

注释————————————————————————————————————

①堂：泛指房屋的正厅。欲二更：将近二更。二更：晚上九时至十一时。②山果：山上的野果。
③灯下草虫鸣：点出诗题"秋夜"。④黄金：道教炼丹术中一种仙药的名字。亦指炼丹术。
⑤老病：衰老和疾病。⑥无生：佛家语，谓世本虚幻，万物实体无生无灭。禅宗认为这
一点人们是难以领悟到的。

● 按 语 ●

　　王维中年奉佛，诗多禅意。这诗题曰"秋夜独坐"，就像僧徒坐禅。
而诗中写年老多病，感慨人生，斥神仙为虚妄，悟佛义为根本，是诗人现
身说法的富含禅意哲理之作。历来受到赞赏。

　　前两联写沉思和悲哀。这是一个秋天的雨夜，更深人寂，诗人独坐在
空堂上，潜心默想。这情境仿佛就是佛徒坐禅，然而诗人却陷于人生的悲
哀之中。他看到自己两鬓花白，人一天天老了；此夜又将二更，时光一点
点消逝，无法挽留。一个人就是这样地在岁月无情流逝中走向老病去世，
这冷酷的事实使他自觉无力而陷于深刻的悲哀。此时此刻，此情此景，他
越发感到孤独空虚。然而除了诗人自己，堂上只有灯烛，屋外全是雨声。

于是他从雨声想到了山里成熟的野果，好像看见它们正被秋雨摧落；从灯烛的一线光亮中得到启发，注意到秋夜草野里的鸣虫也躲进堂屋来叫了。诗人的沉思，从人生转到草木昆虫的生存。它们虽属异类，却令人同情，更让人觉得悲哀，它们和人一样，都在无情岁月的消逝中零落哀鸣。诗人由此得到启发诱导，自以为觉悟了。后两联便是写觉悟和学佛。诗人觉悟到的真理是万物有生必有灭，大自然是永存的，而人及万物都是短暂的。诗人感叹"黄金不可成"，就是否定神仙方术之事，指明炼丹服药祈求长生的虚妄，而认为只有信奉佛教，才能从根本上消除人生的悲哀，解脱生老病死的痛苦，要求人从心灵中清除七情六欲，是谓"无生"。果真如此，当然不仅根除老病的痛苦，一切人生苦恼也都不再觉得了。诗人正是从这个意义上去皈依佛门的。

　　整首诗写出诗人禅悟的过程，从情入理，以情证理。通过修身以养性，感悟人生道理，看破纷争与执妄，亦是养生的路径之一。

奉和圣制从蓬莱向兴庆阁道中留春雨中春望之作应制

王维

渭水自萦秦塞曲①，黄山旧绕汉宫斜②。

銮舆迥出千门柳③，阁道回看上苑花④。

云里帝城双凤阙⑤，雨中春树万人家。

为乘阳气行时令，不是宸游玩物华⑥。

选自《王摩诘集》

注释

①渭水：即渭河，黄河最大支流，在陕西中部。秦塞：犹秦野。塞：一作"甸"。这一带古时本为秦地。②黄山：黄麓山，在今陕西兴平市北。汉宫：也指唐宫。③銮舆（luán yú）：皇帝的乘舆。迥（jiǒng）出：远出。千门：指宫内的重重门户。此句意为銮舆穿过垂柳夹道的重重宫门而出。④上苑：泛指皇家的园林。⑤双凤阙：汉代建章宫有凤阙，这里泛指皇宫中的楼观。阙：宫门前的望楼。⑥"为乘阳气"两句：意为皇帝本为乘此顺应时令，随阳气而宣导万物，并非只为赏玩美景。阳气：指春气。宸（chén）游：指皇帝出游。宸：北辰所居，借指皇帝居处，后又引申为帝王的代称。

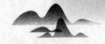

● 按 语 ●

蓬莱宫，即唐大明宫。唐代宫城位于长安东北，而大明宫又位于宫城东北。兴庆宫在宫城东南角。公元735年（开元二十三年），从大明宫经兴庆宫，一直到城东南的风景区曲江，筑阁道相通。帝王后妃，可由阁道直达曲江。王维的这首七律，就是唐玄宗由阁道出游时在雨中赋诗的一首和作。所谓"应制"，指应皇帝之命而作。

　　古代应制诗，大多是歌功颂德之词。王维这首诗也不例外，但诗歌的艺术性很高，王维善于抓住眼前的实际景物进行渲染。比如用春天作为背景，让帝城自然地染上一层春色；用雨中云雾缭绕来表现氤氲祥瑞的气氛，这些都显得真切而自然。这是因为王维兼有诗人和画家之长，在选取、再现帝城长安景物的时候，构图上既显得阔大美好，又足以传达处于兴盛时期帝都长安的风貌，也从另一侧面反映了依节令养生的普遍现象。

终南别业①

王维

中岁颇好道②，晚家南山陲③。

兴来每独往④，胜事⑤空自知。

行到水穷处⑥，坐看云起时。

偶然值林叟⑦，谈笑无还期⑧。

选自《王摩诘集》

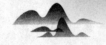

注释

①别业：别墅。②中岁：中年。好（hào）：喜好。道：指佛教。③晚家南山陲：晚年将家安在了终南山山脚下。家：安家。南山：即终南山。陲（chuí）：边缘。④独往：一人前往，独来独往。⑤胜事：美好的事情。⑥水穷处：即水流断了的地方，或水流干涸的地方。⑦值：遇到。林叟（sǒu）：林间老翁。⑧无还期：没有回还的准确时间。

● 按　语 ●

　　此诗大约写于公元758年（唐肃宗乾元元年）之后，是王维晚年时期的作品。王维晚年官至尚书右丞，由于政局变化反复，他早已看到仕途的艰险，便想超脱这个烦扰的尘世。他吃斋奉佛，悠闲自在，大约四十岁后，就开始过着亦官亦隐的生活。这首诗自然闲适，诗人的形象如同一位不食人间烟火的世外高人，他不问世事，视山间为乐土。不刻意探幽寻胜，而能随时随处领略到大自然的美好。结尾两句，引入人的活动，带来生活气息，诗人的形象也更为可亲。全诗的着眼点在于作者抒发对自得其乐的闲适情趣的向往。

　　寄情山水，的确是养生的一大法门。

百　合

王维

冥搜①到百合，真使当重肉②。

软温甚鸱蹲③，莹净岂鸿鹄④？

食之当有助，盖昔先所服⑤。

诗肠⑥贮微甘，著碗争余截，

果堪止泪无？欲纵望乡目⑦。

选自《王摩诘集》

注释

①冥搜：暗中搜索。此指深挖。冥：草根深。②重肉：百合鳞茎球形，由鳞片抱合而成，鳞片肉质肥厚。③鸱蹲（chī dūn）：如鸱鸟之蹲。④鸿鹄：即天鹅。喻其色泽。⑤"食之"两句：弘景曰："人亦食之。"说明百合的食用价值。蒸熟食用它有助于补益身体，古人早已食用。⑥诗肠：诗思、诗情。⑦"果堪"两句：百合果真能止涕泪吗？那就借其止泪之功以纵目遥望故乡吧。中医认为，百合煮肉有治疗泪囊炎的功效，故这里作者如是说。

● 按　语 ●

这首诗大约是作者中年以后居蓝田辋川时的作品。百合，鳞茎入药。弘景曰："或云专治百合病，故名。"《本经》列为中品。属补阴药，有润肺止咳、清心安神之功。

这首诗简明扼要地介绍了百合的采集、鉴别、性味和功用，并巧妙地抒发了诗人的思乡之情。诗中对仗匀称，比喻贴切，富有情趣和意境。百合的确是一种养生保健的中药，在我国古代许多医学典籍中都有详细记载。《神农本草经》说："百合治邪气腹胀心痛，利大小便，补中益气。"

九月九日忆山东兄弟①

王维

独在异乡为异客②，每逢佳节倍思亲。
遥知兄弟登高处③，遍插茱萸少一人④。

选自《王摩诘集》

注释

①九月九日：即重阳节。古以九为阳数，故曰重阳。忆：想念。山东：王维的家乡蒲州在函谷关与华山以东，所以称山东。②异乡：他乡、外乡。为异客：作客他乡的人。③登高：古有重阳节登高的风俗。④茱萸（zhū yú）：一种常绿带香的植物，具有杀虫消毒、逐寒祛风的功能。古时人们认为重阳节插戴茱萸可以避灾克邪。

● 按 语 ●

此诗是王维十七岁时写下的。当时王维独自一人漂泊在洛阳与长安之间，他的家乡蒲州在函谷关与华山东面，所以称故乡的兄弟为山东兄弟。"独在异乡为异客"，开篇用了一个"独"、两个"异"字，写出了诗人在异乡的孤独之感。"每逢佳节倍思亲"，本应是亲人们团聚的日子，诗人却只身客居异地，不禁想到了在家乡时的美好情景。这句写得自然质朴，也写出了许多在外漂泊游子的真切感受，很具有代表性。

中国民间把九月九日重阳节又称为登高节、茱萸节、茱萸会，其来历最早见于《续齐谐记》中汝南人桓景随费长房学道的故事。

茱萸是一种落叶小乔木，开小黄花，果实椭圆形，红色，味酸，可入药。山茱萸之果实山萸肉，味酸涩，性微温，有补肝肾、涩精气、固虚脱、健胃壮阳等功能。

听蜀僧濬^①弹琴

李白

蜀僧抱绿绮^②，西下峨眉^③峰。

为我一挥手^④，如听万壑松^⑤。

客心^⑥洗流水，余响入霜钟^⑦。

不觉碧山暮^⑧，秋云暗几重^⑨。

选自《李太白集》

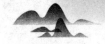

作者简介————————————————————————————————

　　李白（701—762）：字太白，号青莲居士，唐朝浪漫主义诗人，被后人誉为"诗仙"。祖籍陇西成纪（今甘肃省天水市秦安县），先世于隋末流徙西域，李白即生于中亚碎叶（今吉尔吉斯斯坦北部托克马克附近，唐时属安西都护府管辖）。幼时随父迁居绵州昌隆（今四川江油）青莲乡：他一生绝大部分在漫游中度过：晚年漂泊东南一带：依当涂县令李阳冰，不久即病卒。李白存世诗文千余篇，有《李太白集》传世。

注释————————————————————————————————————

①蜀僧濬：即蜀地一位名叫濬的僧人。李白另有《赠宣州灵源寺仲濬公》诗，"蜀僧濬""仲濬公"疑为同一人。②绿绮（qǐ）：琴名。晋傅玄《琴赋序》："齐桓公有鸣琴曰号钟，楚庄王有鸣琴曰绕梁，中世司马相如有绿绮，蔡邕有焦尾，皆名器也。"诗中以绿绮形容蜀僧濬的琴很名贵。③峨眉：山名，在今四川省峨眉山市西南，有两山峰相对，望之如蛾眉，故名。④挥手：这里指弹琴。⑤万壑（hè）松：形容琴声如无数山谷中的松涛声。琴曲有《风入松》。壑：山谷。这句是说，听了蜀僧濬的琴声好像听到万壑松涛雄风。⑥"客心"句：琴声优美如流水，洗去诗人心中郁结的情怀。客：诗人自谓。流水：《列子·汤问》："伯牙鼓琴，志在高山，钟子期曰：'善哉，峨峨兮若泰山！'志在流水，钟子期曰：'洋洋兮若江河。'"这句诗中的"流水"，语意双关，既是对僧濬琴声的实指，

又暗用了伯牙善弹的典故。⑦余响：指琴声余音。入霜钟：谓琴音与钟声混合。"霜钟"出于《山海经·中山经》："丰山……有九钟焉，是知霜鸣。"郭璞注："霜降则钟鸣，故言知也。"⑧"不觉"句：意思是说，因为听得入神，不知不觉天就暗下来了。⑨秋云：秋天的云彩。暗几重：意即秋云更加昏暗了，照应上句"暮"字。

● 按　语 ●

《听蜀僧濬弹琴》是唐代大诗人李白表现音乐的诗作。此诗写蜀地一位和尚弹琴技艺之高妙。首联写和尚来自诗人的故乡四川，表达对他的倾慕；颔联写弹琴，以大自然的万壑松涛声比喻琴声之清越宏远；颈联写琴声荡涤胸怀，使人心旷神怡，回味无穷；尾联写聚精会神听琴，而不知时日将尽，反衬琴声之高妙诱人。全诗如行云流水，一气呵成，明快畅达，风韵健爽，在赞美琴声美妙的同时，也寓有渴慕知音的感慨和对故乡的眷恋之情。

唐诗里有不少描写音乐的佳作，如李白的《忆崔郎中宗之游南阳遗吾孔子琴抚之潸然感旧》、白居易的《琵琶行》、李颀的《听安万善吹觱篥歌》等。中国的古琴具有修身养性、教化天下、通达天地的意义。古琴蕴含了天人合一的宇宙观、生命观与道德观，对于修身养性、立命进德有莫大助益，其松沉旷远的音色、舒缓简淡的曲调、宁静庄重的仪容、古朴悠远的意境，能唤起人们恬淡悠远的回忆，令人如返自然之境，这对于紧张而焦虑的现代人来说实在弥足珍贵。

见野草中有曰白头翁者①

李白

醉入田家②去，行歌③荒野中。

如何④青草里，亦有白头翁？

折取对明镜，宛将衰鬓同⑤。

微芳似相诮，留恨向东风⑥。

选自《李太白集》

注释

①白头翁：一种草本植物。其近根处有白茸，状似白头老翁，故名。②田家：农家。③行歌：边行走边歌唱。借以抒发感情，表达意愿。④如何：为什么。⑤"折取"两句：把它采回家，对着明亮的镜子比照，真与我自己的满头白发宛然相同。将：与。⑥"微芳"两句：这小草也仿佛在讥笑我，青春不再，年华已逝，空对春风含悲饮恨。微芳：小草。

● 按　语 ●

　　本诗中，诗人由花草名生情，从白头翁联想到自己，发出了人生短促、功业难成的嗟叹，抒发了怀才不遇的感慨。"醉入田家去，行歌荒野中。"李白平生嗜酒，多在醉酒中撰文赋诗，时人称他为"醉圣"。起笔自然，显示了李白行云流水之诗风。"行歌荒野"，则给人以悲怆的韵味，悲怆中又带有几丝惆怅，奠定了全诗的基调。"如何青草里，亦有白头翁？"花生草丛，本无可疑，但荒野行歌者竟疑了，并以"亦"字增强疑问的语气，那么，另一个白头翁在哪里？诗人为什么要对花草生疑？"折取对明镜，宛将衰鬓同。"紧承上句，使人顿悟，另一个白头翁就是诗人自己呀！原来诗人由花草及人，想到了自己的满头白发。"宛将衰鬓同"，寥寥五字，不知含有几多辛酸。"微芳似相诮，留恨向东风。"意为白头翁的芳香似在讥诮白头翁苍老的颜色，其实是诗人无可奈何的自嘲。李白才气横溢，在《将进酒》一诗中高歌："天生我材必有用！"他以为既有真才实学，就必定能得到发挥，造福社会。然而他却不被世俗所容，这就是他必然"留恨"的原因了。

这首诗以白头翁为题，白头翁能清热解毒，凉血止痢。但诗人写诗的重点并不是在白头翁，而是借用白头翁来比照自己，抒发自己平生不得志的感慨。虽然诗中带有几丝无奈和惆怅，但作者并不悲观，而是"留恨向东风"，依旧奋然前行。这种"行歌荒野"，以诗歌抒发胸臆、排解失意情绪的做法对养生也是有益的。诗的语言自然流畅，朴素无华，没有警语妙词，却逸宕流美，十分感人，这就是诗人在写作技巧上的超群之处。

古 意①

李白

君为女萝草，妾作菟丝花②。

轻条不自引，为逐春风斜③。

百丈托远松，缠绵成一家④。

谁言会面易，各在青山崖⑤。

女萝发馨香，菟丝断人肠⑥。

枝枝相纠结，叶叶竞飘扬⑦。

生子不知根，因谁共芬芳。

中巢双翡翠，上宿紫鸳鸯⑧。

若识二草心，海潮亦可量⑨。

选自《李太白集》

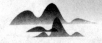

注释 --

①古意：拟古、仿古。讽咏前代故事以寄意的诗题。②女萝：植物名，即松萝。多附生在松树上，成丝状下垂。菟（tù）丝：一种利用爬藤状构造攀附在其他植物上的寄生植物。古人常以"女萝""菟丝"比喻新婚夫妇。③"轻条"两句：指女子有了心上人，就好像轻柔的枝条，只有在春风里才会摇曳生姿。引：避开，退却。④"百丈"两句：新婚以后，女子希望依附夫君，让彼此关系缠绵缱绻、永结同心。托：寄托，依靠。⑤"谁言"两句：谁说见一面很容易，我们各自在青色山崖的两边。⑥"女萝"两句：君在外春风得意、如鱼得水，而妾却在家里忧心忡忡、痛断肝肠。⑦"枝枝"两句：妾在家除了相夫教子外，别无旁务，因而想入非非。竞：争逐，比赛。⑧"生子"四句：我的归宿在哪里？夫君该不会在外面与别的女子"共芬芳"、做"鸳鸯"吧？中巢双翡翠：鸟归巢中，

双宿双飞。上宿：指睡觉。这些都是怨妇自己胡思乱想的情景。⑨"若识"两句：夫君啊！假如为妾的有二心的话，那么海水也可以用斗来量了。

● 按　语 ●

李白是浪漫主义豪放派诗人，留下诸多气势磅礴的诗句，如"飞流直下三千尺""黄河之水天上来"等，而细腻地描写风花雪月、儿女情长的作品不是太多，此诗算是其中一首。由于李白得不到皇帝的赏识，空叹才华无处施展；而妇女不得宠，日日独守空闺，二者内心皆是孤独寂寞的。这首诗以"菟丝花"比作女子，又以"女萝草"比喻夫君，女子希望依附夫君，让彼此关系缠绵缱绻、永结同心。但是，夫君在外春风得意，如鱼得水，而女子却在家里忧心忡忡，痛断肝肠。女子一方面对在外的夫君不免猜疑，另一方面又表明自己的态度：夫君啊！假如为妾的有二心的话，那么海水也可以用斗来量了。大约相当于今天的"海枯石烂不变心"吧。

诗中提到的植物女萝，其味辛、甘，性平，无毒，种子可作药用，有补肝肾、益精壮阳、止泻的功效。

江 村

杜甫

清江一曲抱村流^①，长夏^②江村事事幽。

自去自来堂上燕，相亲相近水中鸥。

老妻画纸为棋局^③，稚子敲针作钓钩。

但有故人供禄米^④，微躯^⑤此外更何求？

选自《杜工部集》

作者简介

杜甫（712—770）：字子美，自号少陵野老，世称"杜工部""杜少陵"等，河南巩县（今河南巩义）人，唐代伟大的现实主义诗人，宋以后被尊为"诗圣"，与李白并称"李杜"。存诗1400多首，有《杜工部集》。

注释

①江：指浣花溪，在成都郊外；抱：环绕。②长夏：长长的夏季。③画纸为棋局：把棋盘画在纸上。④禄米：生活用度。⑤微躯：谦辞。微贱的身体。

●按 语●

这首诗作于唐肃宗上元元年（公元760年）。此前，诗人经过四年的游离生活，来到了尚未遭逢战乱的成都郊外浣花溪畔。时值初夏，江流曲折，环绕着村庄，一派恬静幽雅的田园景象。诗人看到眼前随意来去的燕子、水中互相亲近的鸥鸟、在纸上画棋局的老妻、敲敲打打做鱼钩的小孩，这一切是那么恬静、闲适。幽雅的居住环境令人心情愉悦，有益于养生。

江头四咏·丁香

杜甫

丁香①体柔弱，乱结枝犹垫。
细叶带浮毛，疏花披素艳②。
深栽小斋后，庶近幽人占。
晚堕兰麝中，休怀粉身念③。

选自《杜工部集》

注释————————————————————————————

①丁香：落叶灌木或小乔木。《齐民要术》载其又名鸡舌香，又名丁子香。种仁由两片形状似鸡舌的子叶抱合而成。花紫色或白色，春季开，有香味。花冠长筒状，果实长球形。供观赏，嫩叶可制茶，花供药用，种子可榨丁香油，做芳香剂。②素艳：素净而美丽。③"深栽"四句：丁香植于幽深的小斋，只能供幽居之人欣赏占有。若是与高贵的香料兰麝之类的攀比，那将粉身碎骨而不保了。比喻柔弱者当知自守。

● 按 语 ●

这首诗写于杜甫晚年辗转漂泊的途中，经历过种种艰辛之后，他并没有放弃人格操守，改变处世态度。诗人看到丁香花联想到自己，虽然力量微弱，却必须晚节自守，坚持自己的理想。

秋日阮隐居致薤三十束①

杜甫

隐者柴门内，畦蔬绕舍秋②。

盈筐承露薤，不待致书求③。

束比青刍色，圆齐玉箸头④。

衰年关鬲冷，味暖并无忧⑤。

选自《杜工部集》

注释

①阮隐居：隐士阮昉，据说是魏晋时期"竹林七贤"之一阮籍的后人。致：送来。薤（xiè）：薤白，为百合科植物小根蒜。其味苦，性温，有理气、宽中、通阳、散结的作用。②"隐者"两句：阮隐士在柴门内，一畦畦蔬菜围绕着秋天的房舍。③"盈筐"两句：满筐带着露水珠的薤菜，不待我写信索求就送来了。不待：用不着，不用。④"束比"两句：一束束的薤叶比青草还要嫩，圆圆的薤白像白玉筷子那样长。刍：草。箸：筷子。⑤"衰年"两句：垂暮之年，胸腹易受寒，有了能温补的薤菜，就不会因寒冷而忧愁了。衰年：垂暮之年。人老血气衰之意。关鬲：同"关膈"，胸腹之间的膜状肌肉。

●按　语●

因政治上的失意与旱灾肆虐的影响，杜甫于乾元二年（公元759年）辞官离开了京城长安，来到西北的秦州（治今甘肃省天水市）短暂停留。在他寓居秦州的四个月中，他结识了一位好友隐士阮昉，阮昉据说是魏晋时期"竹林七贤"之一阮籍的后人。在杜甫这段三餐不继的艰难岁月里，阮昉给他送来了自己栽种的薤白三十束。这份患难与共的友情令杜甫颇为感动，故而作此诗纪念此事，回赠友人的情谊。

诗一开头就将隐者住房周围的环境，描绘得活灵活现，雅趣幽然地描绘出柴门、菜园、屋舍构成的田园景致。接着记述了阮隐者赠送薤白之事，并描写了薤白的色泽、形状及其功效。诗的大意为：阮隐者在柴门内的院子里，种植了许多蔬菜。到了秋天，围绕着茅舍全是蔬菜。阮隐者热情地送来了满筐的薤白，一束束的薤茎如乌草一般青绿，圆而整齐的鳞茎像白玉筷子一样洁白。这里连用比喻，描绘出了薤白的色泽和形状之美。最后写薤白温中疗疾的作用，能治衰年关膈冷气，因而无须再为之担忧了。

高 楠①

杜甫

楠树色冥冥②，江边一盖青③。

近根开药圃④，接叶制茅亭⑤。

落景阴犹合，微风韵可听⑥。

寻常绝醉困，卧此片时醒⑦。

选自《杜工部集》

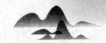

注释

①楠（nán）：似杏实酸，梅楠。②"楠树色冥冥"：楠树的颜色十分幽深。冥冥：昏暗。此指树色幽深。③"江边"句：青青的树盖挺立在江边。④"近根"句：靠近树根开出一块药圃。开：开垦。⑤"接叶"句：挨着树叶建起一座草亭。⑥"落景"两句：夕阳中楠树浓荫四垂，微风里楠树的声音多么动听。景：同"影"。⑦"寻常"两句：往常酒后十分困乏，如今躺在树下片刻就可清醒。

● 按 语 ●

《高楠》是杜甫的一首五言古诗。此诗描写了秋日江边黄昏，诗人遥望江边高大楠树的情景。诗中运用比喻、衬托等手法，表达作者悠闲的心情，语言清新朴素而韵味含蓄无穷，历来广为传诵。

从35岁到达长安求职，直到59岁在北归中原的漂泊中离世，杜甫在后半生20多年的时间里，贫疾昏老，百疾缠身，这自然促使他进一步因病知医。他因生计拮据，曾一度采药于山野，卖药于都市；又因热衷田园意趣，他开辟园圃种植药材，自用也济助他人，并从中获得满足、成就感。杜甫对药学相当内行，不仅会辨识，还会种植、采集、加工、应用。他在诗歌里给我们留下了很多医药学资料，如他在《远游》诗中写道："种药扶衰病，吟诗解叹嗟。"意即种些药材以维持衰老多病的身体，吟诵诗篇以排遣难以言尽的愁苦。《绝句四首》有："药条药甲润青青，色过棕亭入草亭。"《寄韦有夏郎中》写道："省郎忧病士，书信有柴胡。" 记述好友韦有夏（时任郎中，为尚书省官员）给他寄来能够治疗疟疾等病的常用中药柴胡一事。

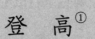

登 高①

杜甫

风急天高猿啸哀②，渚清沙白鸟飞回③。

无边落木萧萧下④，不尽长江滚滚来。

万里悲秋常作客⑤，百年⑥多病独登台。

艰难苦恨繁霜鬓⑦，潦倒新停浊酒杯⑧。

选自《杜工部集》

注释

①诗题：诗题一作《九日登高》。古代农历九月九日有登高习俗。此诗作于公元767年（唐代宗大历二年）重阳节，杜甫当时五十六岁，他独自登上夔州白帝城外的高台，登高临眺，萧瑟的秋江景色，引发了他对身世飘零的感慨，渗入了他老病孤愁的悲哀。于是，就有了这首被誉为"七律之冠"的《登高》。②啸哀：指猿的叫声凄厉。③"渚清"句：水清沙白的河洲上有鸟儿在盘旋。渚（zhǔ）：水中的小块陆地。鸟飞回：鸟在急风中飞舞盘旋。回：回旋。④"无边"句：无边无际的树木萧萧地飘下落叶。落木：指秋天飘落的树叶。萧萧：模拟草木飘落的声音。⑤万里：指远离故乡。常作客：长期漂泊他乡。⑥百年：犹言一生，这里借指晚年。⑦"艰难"句：历尽了艰难苦恨，白发长满了双鬓。艰难：兼指国运和自身命运。苦恨：极恨，极其遗憾。苦：极。繁霜鬓：增多了白发，如鬓边着霜雪。繁：这里作动词，意为增多。⑧"潦倒"：衰颓，失意。这里指衰老多病，志不得伸。新停：刚刚停止。杜甫晚年因病戒酒，所以说"新停"。

● 按 语 ●

杜甫的《登高》总体上给人一种萧瑟荒凉之感，融情于景，将个人身世之悲、抑郁不得志之苦融于悲凉的秋景之中。诗的前四句写景，后四句抒情。首联着重刻画眼前具体景物，形、声、色、态，一一得到表现。颔联着重渲染整个秋天的气氛，只可传神会意，让读者用想象补充。颈联表现感情，从时间、空间两方面着笔，由异乡漂泊写到多病残生。尾联又从白发日多，因病戒酒，归结到时世艰难是潦倒不堪的根源。这样，杜甫忧国伤时的情操，便跃然纸上。尤其是颔联"无边落木萧萧下，不尽长江滚滚来"之句，集中表现了夔州秋天的典型特征。不仅使人联想到落木窸窣之声，长江汹涌之状，也无形中传达出韶光易逝、壮志难酬的感伤。最后四句回到诗人个人身上。"悲秋"已让人黯然神伤，"万里悲秋"更是让人凄怆不已，无可排遣。诗人由秋及人，有感而发，写自己年老多病，拖着残躯独自登上高台，那种异乡怀人的情感喷薄而出，心中苦闷跃然纸上。结句"艰难苦恨繁霜鬓，潦倒新停浊酒杯"，连用四个字"艰""难""苦""恨"，极尽笔墨地突出诗人内心的痛苦和郁闷程度之深。

"新停浊酒杯"，因病戒酒也是诗人在养生路上的无奈之举。现在提倡戒烟限酒，可在现实生活中少有人做得到。而我们应该明白，戒烟限酒确实对养生大有好处呀！

怀良人

葛鸦儿

蓬鬤荆钗世所稀，布裙犹是嫁时衣①。

胡麻好种无人种，正是归时底不归②。

选自《又玄集》

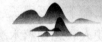

作者简介

葛鸦儿：唐代女诗人。

注释

①"蓬鬤"两句：蓬乱的头发，用黄荆条做发钗，世所罕见，而身着的布裙，还是出嫁时的衣服。②"胡麻"两句：看到别人家夫妻双双播种胡麻的情景，正该归来的丈夫不见归来。民间传说，胡麻必须夫妻一同播种，才能生长茂盛而产量高。胡麻：又名油麻、芝麻。"正是归时"隐含了一味药名"当归"。

● 按 语 ●

这是一个农村少妇思念丈夫的诗。她的丈夫或在外远游，或戍边，不得而知。这首诗深刻、细腻地表达了女子思念丈夫的感情，语言含蓄，感情朴实，出自一位女性的心声，所以更显得真切动人。

此诗还是一首药名诗，引出了两味药——当归、胡麻。当归入药，为伞形科多年生草本植物。当归根，性温，味甘，有补血、活血、调经止痛、润燥滑肠等作用。黑芝麻味甘、性平，能补肝肾，润五脏，治肝肾不足、虚风眩晕、风痹瘫痪、大便燥结、病后虚羸、须发早白、妇人乳少等疾。

省试湘灵鼓瑟①

钱起

善鼓云和瑟，常闻帝子灵②。

冯夷空自舞，楚客不堪听③。

苦调凄金石，清音入杳冥④。

苍梧来怨慕，白芷动芳馨⑤。

流水传潇浦，悲风过洞庭⑥。

曲终人不见，江上数峰青⑦。

选自《钱考功集》

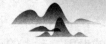

作者简介

　　钱起（722—约782），字仲文，吴兴（今浙江湖州）人，唐代诗人。早年数次赴试落第，唐天宝十载（751年）中进士。曾任考功郎中，所以又被称为"钱考功"。代宗大历年间为翰林学士，大历十才子之一，也是其中杰出者，被誉为"大历十才子之冠"。

注释

①题解：诗题"湘灵鼓瑟"摘自《楚辞·远游》，其中包含着一个美丽的传说——舜帝死后葬在苍梧山，其妃子因哀伤而投湘水自尽，变成了湘水女神；她常常在江边鼓瑟，用瑟音表达自己的哀思。②"善鼓"两句：常常听说湘水的水神，善于弹奏云和之瑟。善：擅长。鼓：一作"拊"。云和：古山名。帝子：屈原《九歌》："帝子降兮北渚。"注者多认为帝子是尧女，即舜妻。③"冯（píng）夷"两句：美妙的乐曲使得河神冯夷闻之起舞，而远游的旅人却不忍卒听。冯夷：传说中的河神名。楚客：指屈原，一说指远游的旅人。④"苦调"两句：那深沉哀怨的曲调，连坚硬的金石都为之感动、悲伤；那清亮高亢的乐音，穿透力是那样强劲，一直飞向那高远无垠的地方。金：指钟类乐器。

石：指磬类乐器。杳冥：遥远的地方。⑤"苍梧"两句：美妙的乐曲传到苍梧之野，连
安息在九嶷山上的舜帝之灵也为之感动，生出哀怨思慕之情；而生长在苍梧一带的白芷，
在乐曲的感召之下，也吐出了更多的芬芳。苍梧：山名，今湖南宁远县境，又称九嶷，
传说舜帝南巡，崩于苍梧，此代指舜帝之灵。⑥"流水"两句：乐声顺着流水传到湘江，
化作悲风飞过了浩渺的洞庭湖。白芷：伞形科草本植物，高四尺余，夏日开小白花。潇浦：
一作"湘浦"，一作"潇湘"。⑦"曲终"两句：曲终声寂，却不见鼓瑟的湘水女神的
踪迹，江上烟气消散，只露出几座山峰，山色苍翠迷人。人不见：照应"灵"字。江上
数峰青：照应"湘"字。

● 按　语 ●

　　这是钱起参加省试那年的题目。根据试帖诗"紧扣题目，不得游离"
的要求，诗人在开头两句就概括题旨，点出曾听闻湘水女神擅长鼓瑟的传
说，写女神翩然而降湘水之滨，她愁容满面，轻抚云和瑟，弹奏起如泣如
诉的哀伤乐曲。中间四句，诗人张开想象的翅膀，任思绪在湘水两岸、苍
梧之野、洞庭湖上往复盘旋，把读者带入一个神奇虚幻的世界。动人的瑟
声首先引来了水神冯夷，他激动地在湘灵面前伴乐狂舞，然而一个"空"
字，说明冯夷并不理解湘灵的哀怨；倒是人间那些被贬谪过湘水的"楚
客"，领略了湘灵深藏在乐声里的哀怨心曲，禁不住悲从中来，不忍卒
闻。接下来，诗人着意渲染瑟声的感染力："苦调凄金石，清音入杳冥。
苍梧来怨慕，白芷动芳馨。"瑟声哀婉悲苦，它能使坚硬的金石为之凄
楚；瑟声清亢响亮，它可以响遏行云，传到那穷高极远的苍穹中去。瑟声
传到苍梧之野，感动了寄身山间的舜帝之灵，他让山上的白芷吐出芬芳，
与瑟声交相应和，弥漫在广袤的空间，使天地为之悲苦，草木为之动情。
"流水传湘浦，悲风过洞庭"，这两句写湘灵弹奏的乐曲同舜帝策动的芳
香在湘水之源交织汇合，形成一股强劲的悲风，顺着流水，刮过八百里洞
庭湖。至此，乐曲进入最高潮，感情达到了白热化。凭着诗人丰富的想
象，湘灵的哀怨之情得到了酣畅淋漓的抒发和表现。然而全诗最精彩的
还不在于此，令全篇为之生辉的是结尾两句："曲终人不见，江上数峰
青。"这两句诗是钱起的神来之笔。此联的妙处有：一是戛然而止，出人

意料。诗境从虚幻世界猛然拉回到现实世界。二是呼应开头，首尾圆合。从湘水女神出现开始，以湘水女神消失告终，形成一个有机的整体。三是以景结情，余音袅袅。结尾描写曲终人散之后，画面上只有一川江水，几峰青山。这极其省净明丽的画面，给读者留下了无限广阔的回味空间。

美妙的音乐不仅让诗人写出绝好的诗句，也为人们养生提供了一种奇妙的体验。中医的经典著作《黄帝内经》两千多年前就提出了"五音疗疾"的理论，精、气、神为人体三宝，而"百病生于气"，这个"气"不仅是情绪，五脏的脏气也包含其中。根据每个人自身的身体结构不同，五脏在脏气上的差异，配合不同的音乐，就可以运用宫、商、角、徵、羽五音防病、养身。运用五行原理，使它们相生、相克，又相互制约，五音搭配组合，适当突出某一种音来调和身体。音乐可以深入人心，在中医心理学中，音乐可以感染、调理情绪，进而影响身体。

饵黄精①

韦应物

灵药出西山，服食采其根。

九蒸换凡骨②，经著上世言③。

候火起中夜④，馨香满南轩。

斋居感众灵⑤，药术启妙门⑥。

自怀物外心⑦，岂与俗士论。

终期脱印绶⑧，永与天壤⑨存。

选自《韦苏州集》

作者简介

韦应物（约737—791）：唐代诗人。京兆万年（今陕西西安）人。代宗广德至德宗贞元间，先后为洛阳丞、京兆府功曹参军、鄠县令、比部员外郎、滁州和江州刺史、左司郎中、苏州刺史。公元791年（贞元七年）退职，世称韦江州、韦左司或韦苏州。韦应物是山水田园派著名诗人，后人每以"王孟韦柳"并称。其诗风格恬淡高远，以善于写景和描写隐逸生活著称，涉及时政和民生疾苦之作，亦颇有佳篇。其作品今传有十卷本《韦江州集》、两卷本《韦苏州诗集》、十卷本《韦苏州集》。

注释

①饵黄精：吃黄精。饵：吃。黄精：药草，叶似竹，根如姜，道家认为食黄精根能使人长生。②九蒸：多次蒸煮。换凡骨：成仙。指黄精九蒸而食可使人长生不老。③"经著"句：是说前代的经书上有记载。④"候火"句：照看火候常常到半夜。候火：照看火候。中夜：半夜。⑤众灵：众仙。⑥妙门：通向深微玄妙的门径。⑦物外心：超脱尘世之心。⑧脱印绶：辞官。绶：系官印的丝带。⑨天壤：天地。

● 按　语 ●

　　此诗通过对蒸食黄精的描写，反映了韦应物对官场有所厌倦，想求得解脱，实现脱离官场、享受幽居生活的愿望。他另有诗曰："自当安蹇劣，谁谓薄世荣。"意思是：我本就是笨拙愚劣的人，过这种幽居生活自当心安理得，怎么能说我是那种鄙薄世上荣华富贵的高雅之士呢。这既表示了他对幽居独处、独善其身的生活方式的满足，又表示了他对别人的追求并不鄙弃。

　　诗中的黄精药草，南北各地都有生长，据说最好的出产地在嵩山和茅山两处。黄精的根、叶、花、实都可以吃，但作为药材和食材的主要是它的块根。其根黄色如嫩生姜，二月收采，蒸熟晒干用。李时珍《本草纲目》说，黄精"补中益气，除风湿，安五脏，久服轻身延年不饥，补五劳七伤，助筋骨，耐寒暑，益脾胃，润心肺，单服九蒸九晒，食之驻颜断谷，补诸虚，止寒热，填精髓，下三尸虫"。黄精，在古代养生学家乃至医学家的眼中，确是一味神奇的延年益寿之品，甚至有久服成仙之说。

　　服用禁忌：中寒泄泻、痰湿痞满气滞者忌服。九蒸九晒的黄精易缩肾水，故年纪大者不宜多食。黄精性滋阴，消化不良及痰湿盛者忌食用。

题道虔上人竹房

李嘉祐

诗思禅心①共竹闲，任②他流水向人间。
手持如意③高窗里，斜日沿江千万山。

选自《李嘉祐集》

作者简介 ————————————————————————

　　李嘉祐（？—约779）：中唐时（天宝至大历年间）诗人，字从一，赵州（治今河北赵县）人。天宝七载（748年）考中进士，授秘书正字。大历年间，为袁州刺史，世称"李袁州"。其诗婉丽，有齐柔风，与钱起、郎士元、刘长卿并称"钱郎刘李"。《全唐诗》存其诗二卷。

注释 ————————————————————————

①禅心：问禅之心，向道之心。②任：放任。③如意：用骨、角、竹、木、玉、石、铜、铁等制成，长三尺许，前端作手指形。脊背有痒，手所不到，用以搔抓，可如人意，因而得名。

● 按　语 ●

　　这首诗的首句描写一位禅师因禅修，悟达自身与天地一体，同万物共圆融，房前青竹也与自己毫无隔阂，两处一般闲了。有这样的境界，自然是不再惧怕红尘俗世的污染，所以"任他流水向人间"。此时禅师一手拿着象征玄谈妙论的如意，从窗口眺望，但见千山衬着斜阳将下，阔大无边的江山景物正隐喻了悟道之后广大无边的心境，整个禅心佛境都在斜日沿江的万山之中。此诗写的既是一种禅境，也是一种人生的境界。这种包容万物的心境必定有益于健康长寿。

楚州开元寺北院枸杞临井繁茂
可观群贤赋诗因以继和①

刘禹锡

僧房药树依寒井，井有香泉树有灵②。
翠黛叶生笼石甃，殷红子熟照铜瓶③。
枝繁本是仙人杖，根老新成瑞犬形④。
上品功能甘露味，还知一勺可延龄⑤。

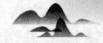

选自《刘宾客集》

注释 ——

①题解：唐宝历二年（826年），刘禹锡和白居易一同应诏回洛阳，途经淮安，刺史郭行余盛情挽留，游览淮安名胜。郭刺史亲自策划安排了一次盛大的文坛峰会，峰会的地点选在了开元寺，开元寺以北院的枸杞井而闻名。会上群贤竞相写诗酬和。②"僧房"两句：僧房、枸杞树都在水井旁。井水像山泉一样清澈，枸杞子的药效很灵验。僧房：寺院。药树：此指枸杞树，枸杞系灌木。依寒井：即在水井边。依：靠。③"翠黛"两句：墨绿色的枸杞叶笼罩着石头砌的水井，赤红色的枸杞子映衬着汲水的铜瓶。翠黛：墨绿色。石甃（zhòu）：石头砌的水井。④"枝繁"两句：枸杞系丛生，枝叶繁茂，像仙人的拐杖。枸杞的老根也长成瑞犬形状。此处用了一个传说。《续仙传》云："朱孺子见溪侧二花犬，逐入于枸杞丛下。掘之得根，形如二犬。烹而食之，忽觉身轻。"⑤"上品"两句：《神农本草经》列枸杞为上品。甘露：甜美的露水，古人以为天下太平，则天降甘露。还知：此处含有强调的意味。作者在这里先指出枸杞属药中上品，再把旁边生有枸杞的井中泉

103

水比作甘露，最后用夸张的手法突出枸杞井水的奇特功效，只需饮服一勺，即可延年益寿。

● 按 语 ●

在淮安刺史郭行余安排的文坛峰会上，诗人在观看了开元寺的枸杞树，听到了老和尚讲述枸杞井延年益寿的奇特功效后，欣然写下此诗。诗中描述了枸杞生长的形态及其功效，写得朴素自然，栩栩如生，给人以美的享受。此次文坛峰会上，白居易也写下了"山阳太守政严明，吏静人安无犬惊。不知灵药根成狗，怪得时闻吠夜声"的诗句，和刘禹锡的诗一起广为世人传颂，常食枸杞子能延年益寿的说法也逐渐流传了开来，使枸杞受到养生爱好者的青睐。

枸杞的根、苗、实等均可入药，根皮名"地骨皮"，苗名"天精草"，实名"枸杞子"，它们都有各自不同的功效。枸杞子本身又有补肾益精、养肝明目等多种功效。枸杞树的根气味苦、寒，可益精气，祛骨热消渴，解骨蒸肌热及风湿痹痛，坚筋骨，凉血，治骨槽风，祛下焦肝肾虚热。然而诗人并没有面面俱到，只突出了他与老僧谈话的中心内容，即枸杞井延年益寿的主题。

芍 药

韩愈

浩态狂香昔未逢，红灯烁烁绿盘龙[①]。
觉来独对情惊恐，身在仙宫第几重[②]。

选自《韩昌黎集》

作者简介

　　韩愈（768—824）：字退之，唐代文学家、哲学家，河南河阳（今河南孟州南）人，自谓郡望昌黎，世称韩昌黎。晚年任吏部侍郎，又称韩吏部。谥号"文"，又称韩文公。他与柳宗元同为唐代古文运动的倡导者，明人推他为唐宋八大家之首，与柳宗元并称"韩柳"，有"文章巨公"和"百代文宗"之名。作品收在《昌黎先生集》里。

注释

　　①"浩态"两句：过去从未见过如此盛态异香的芍药，花朵如闪闪的红灯，枝叶似绿色的盘龙。浩态：盛态，芍药花大色艳，酷似牡丹。狂香：异常的浓香。烁烁（shuò）：光亮的样子。绿盘龙：指芍药枝叶如盘踞的龙。②"觉来"两句：我一觉醒来，独自对着盛开的芍药，神思还有点恍惚，心里惊疑不定，面对眼前的美景，难道我在神仙宫殿的哪一层吗？

● 按 语 ●

　　这是唐代诗人韩愈的《芍药》，充分表达了诗人对芍药花的赞美和由衷的喜爱之情。诗人以夸张之笔写道："觉来独对情惊恐，身在仙宫第几重？"形容自己置身芍药花丛，就像步入仙宫天苑一般。诗人的审美感受使读者也受到感染，急欲一睹为快。

　　诗中所咏芍药也是一味中药，它能够养血柔肝，令人气血光泽、容颜红润，具有清热解暑、平肝明目、护肤养颜等功效。

赏牡丹①

刘禹锡

庭前芍药妖无格②，池上芙蕖③净少情。
唯有牡丹真国色④，花开时节动京城⑤。

选自《刘宾客集》

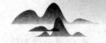

注释———————————————————————————————————————

①牡丹：著名的观赏植物。古无牡丹之名，统称芍药，后以木芍药称牡丹。一般谓牡丹之称在唐以后，但在唐前，已见于记载。②芍药：多年生草本植物，属芍药科，初夏开花，形状与牡丹相似。庭前芍药：喻指宦官、权贵。妖无格：妖娆美丽，但缺乏标格。妖：艳丽、妩媚。格：格调。无格指格调不高。③芙蕖：即莲花。④国色：倾国倾城之美色。原意为一国中姿容最美的女子，此指牡丹富贵美艳、仪态万千。⑤京城：一说是长安，一说是洛阳。

● 按 语 ●

此诗乃赞颂牡丹之作，其赞颂之手法，乃用抑彼扬此的反衬之法。诗人没有从正面描写牡丹的姿色，而是从侧面来写牡丹。诗一开始先评赏芍药和芙蕖。芍药与芙蕖本是为人所喜爱的花卉，然而诗人赞颂牡丹，才用"芍药妖无格"和"芙蕖净少情"以衬托牡丹之高标格和富于情韵之美。芍药本来同样是一种具有观赏价值的花卉，但据说到了唐代武则天以后，"牡丹始盛而芍药之艳衰"。以至有人将牡丹比为"花王"，把芍药比作"近侍"。此处，刘禹锡也怀着主观感情，把芍药说成虽妖娆但格调不高。芙蕖（莲花）是在诗文中常以清高洁净的面目出现的花卉，但刘禹锡大概因为她亭亭玉立于池面之中，令人只可远观而不可亵玩的缘故，说她纯洁而寡情。这里暗示了牡丹兼具妖、净、格、情四种资质，可谓花中之最美者。

这短短四句诗，写了三种名花，而其中又深含了诗人丰富的审美思想。诗人没有忘记对芍药与荷花美好一面的赞誉，却又突出了牡丹的姿色，"唯有牡丹真国色，花开时节动京城"让人怦然心动，令人玩味无穷。作为花木，本来无所谓格调高下和感情的多寡，但诗人用拟人化和烘托的手法，巧妙生动地把自然美变成了艺术美，给人留下了难忘的印象。

牡丹花中有多种微量元素，可以调理气血，养血养肝，还能散郁去瘀，清除人体内的热毒，平时用它泡水喝，可以减少咽喉肿痛和口舌生疮等多种上火症状的发生。

酬乐天①咏老见示

刘禹锡

人谁不顾②老，老去有谁怜③。

身瘦带频减④，发稀冠⑤自偏。

废书⑥缘惜眼，多灸为随年⑦。

经事还谙事⑧，阅人如阅川⑨。

细思皆幸⑩矣，下此便翛然⑪。

莫道桑榆晚⑫，为霞⑬尚满天。

选自《刘宾客集》

注释

①酬乐天：作诗酬答白居易。②顾：念，指考虑。③怜：怜惜，爱惜。④带：腰带。频减：多次缩紧。⑤冠：帽子。⑥废书：丢下书本，指不看书。⑦灸（jiǔ）：艾灸，在穴位燃艾灼之。中医的一种治疗方法。随年：适应身老体衰的需要。这里指延长寿命。⑧谙（ān）：熟悉。⑨阅人如阅川：阅历人生如同积水成川一样。语出陆机《叹逝赋》："川阅水以成川，水滔滔而日度；世阅人而为世，人冉冉而行暮。"阅：经历。⑩幸：幸运，引申为优点。⑪下此：指改变对衰老的忧虑心情。下：攻下，等于说"解决""领悟"。此：指"顾老"，对衰老的忧虑和担心。翛（xiāo）然：自由自在，心情畅快的样子。⑫桑榆：指桑、榆二星。太阳下到桑、榆二星之间，天色便晚了，喻人到晚年。⑬霞：这里指晚霞。

● 按　语 ●

唐文宗开成元年（836年），六十多岁的刘禹锡以太子宾客的身份分司东都洛阳；此时，他的同龄人白居易以同样的身份留居洛阳也已三年。二人终于相聚，都十分高兴。白居易给刘禹锡写了《咏老赠梦得》一诗，刘禹锡便写了这首诗作答。

刘禹锡和白居易晚年都患眼疾、足疾，看书、行动多有不便，从这点上说，他们是同病相怜了。面对这样的晚景，白居易产生了一种消极、悲观的情绪，在《咏老赠梦得》一诗中说："与君俱老矣，自问老何如？眼涩夜先卧，头慵朝未梳。有时扶杖出，尽日闭门居。懒照新磨镜，休看小字书。情于故人重，迹共少年疏。唯是闲谈兴，相逢尚有余。"刘禹锡读了白居易的诗，写了《酬乐天咏老见示》回赠，第一部分开头两句："人谁不顾老，老去有谁怜？"意思是说：人谁不顾虑，不怕老，老了又有谁来怜惜你呢？自"身瘦带频减"以下四句，意思是说：身体消瘦腰带常常紧缩，头发稀疏帽子便自动偏斜。因爱惜眼睛而废弃书籍不读了，经常请医生调理、治疗，是为了延年益寿。这一部分是承接白居易原诗而来的，表示了对白居易的"咏老"思想情怀的回应，说明在对"老"的看法上颇有同感，读来极为亲切。后六句诗意思产生了巨大的转折，诗情一振而起。头两句"经事还谙事，阅人如阅川"是说人老了经历的事多，理解也深刻透彻，看人也像看山河一样，一目了然，有很深的洞察力。下两句"细思皆幸矣，下此便翛然"思考深刻，充满着一种辩证思想，感情深挚，表达了诗人对老朋友的真情关爱和真诚劝勉。最后两句"莫道桑榆晚，为霞尚满天"，不要说日到桑榆已是晚景了，而洒出的晚霞还可以照得满天彤红、灿烂无比呢！这里诗人用一个令人神往的深情比喻，托出了一种豁达乐观、积极进取的人生态度。诗人面对衰老，不消极，不悲观，要用有生之年洒出满天的红霞。这两句诗既是诗人的内心世界的自我剖白，又是对老朋友白居易的宽慰和鼓励。

这首诗前后两段一反一正，转折自然，很有辩证的观点和说服力。最后两句尤为精辟，实为警策之语，已成千古名句。后人多以此自勉自励。

自觉（节选）

白居易

四十未为老，忧伤早衰恶①。

前岁二毛生②，今年一齿落。

形骸日损耗，心事同萧索③。

夜寝与朝飧④，其间味亦薄。

同岁崔舍人，容光方灼灼⑤。

始知年与貌，衰盛随忧乐。

畏老老转迫，忧病病弥缚⑥。

不畏复不忧，是除老病药。

选自《白氏长庆集》

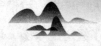

作者简介

白居易（772—846）：字乐天，晚年号香山居士，又号醉吟先生。祖籍山西太原，生于河南新郑。是唐代三大诗人之一。白居易与元稹共同倡导新乐府运动，世称"元白"，与刘禹锡并称"刘白"。

注释

①衰恶：衰老恶化。②二毛：头发斑白。③萧索：凄清冷落。④飧（sūn）：晚饭，亦泛指熟食，饭食。⑤灼灼：鲜明的样子。⑥缚：谓病缠身。

● 按　语 ●

　　唐代大诗人白居易年轻时曾"非忧即疾"，这首诗讲述了他思想演变的过程。白居易把自己与同岁的崔舍人做了比较，为什么自己形骸一天一天损耗，而人家却容光焕发、精神矍铄呢？通过思考他发现，原来形体的盛衰和精神的忧乐有着极为密切的关系，你越是怕老，越是老得快；你越是担心病，病越来缠身。自己觉悟到这样一条道理，那就不用再怕老，也不用再忧病，实践的结果证明这是一种除老祛病的良药。后来，他在生活的道路上悟出了一个道理，"人生不满百"，是因为"不得常欢乐"。于是，渐渐地他变成了乐天派。白居易思考后得出的结论，对老年人有着重要的启示作用。

负冬日

白居易

杲杲①冬日出，照我屋南隅。

负暄②闭目坐，和气生肌肤。

初似饮醇醪③，又如蛰者苏④。

外融百骸⑤畅，中适⑥一念无。

旷然忘所在，心与⑦虚空俱。

选自《白氏长庆集》

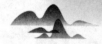

注释

①杲杲：太阳很明亮的样子。②负暄：晒太阳。③醇醪：醇酒。④蛰者苏：冬眠后苏醒。
⑤百骸：所有的关节、血脉。⑥适：相宜。⑦与：随着。

● 按 语 ●

白居易的思想，综合儒、佛、道三家，以儒家思想为主导。孟子说的
"穷则独善其身，达则兼济天下"，是他终生遵循的信条。其"兼济"之
志，以儒家仁政为主，也包括黄老之说、管萧之术和申韩之法；其"独善"
之心，则吸取了老庄的知足、齐物、逍遥观念和佛家的"解脱"思想。

冬日严寒，此时的阳光温暖、亲切，诗人在诗中道出了冬日晒太阳的
感受：初时如饮味道醇厚的美酒使人陶醉，又如冬眠苏醒般使人振奋，阳
光温暖让人百骸俱畅，又使人心境平和而不存杂念。当然，不光是冬季，
一年四季都应该适度接受阳光沐浴。

这里，白居易在冬日背向着阳光闭目静坐，感受到的好像是"蛰者"
正在复苏一般，诗人的整个心灵也充满了盎然生机。

销　暑

白居易

何以销烦暑①，端居②一院中。
眼前无长物③，窗下有清风。
热散由心静，凉生为室空。
此时身自得，难更与人同。

选自《白氏长庆集》

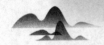

注释

①何以：用什么。销烦暑：消除暑热。②端居：平常居处。③眼前：目下，现时。长物：多余的东西。

● 按　语 ●

　　这首诗既给我们介绍了消除酷暑的方法，也给我们展示了人生哲学。炎炎夏日，何以"销烦暑"？白居易认为，"热散由心静，凉生为室空"。夏天里，我们内心要平静，要宁静，不要有太多的欲望，不要烦躁。我们所处的环境要简洁，干净，不要有太多的"俗物"，做到"室空"。这是告诉我们"销暑"的方法。怎样才能做到"心静"？没有过多过高的物质追求，摒除生活中没有必要的欲望和追求，这样才能做到心静。心静的人烦恼少了，自然不会烦躁，才能体会到"此时身自得"这样的生活哲理。

达哉乐天行①

白居易

达哉达哉白乐天②，分司③东都十三年。

七旬才满冠已挂④，半禄未及车先悬⑤。

或伴游客春行乐，或随山僧夜坐禅。

二年忘却问家事，门庭多草厨少烟。

庖童⑥朝告盐米尽，侍婢暮诉衣裳穿。

妻孥不悦甥侄闷，而我醉卧方陶然。

起来与尔画生计，薄产处置有后先。

先卖南坊十亩园，次卖东都五顷田。

然后兼卖所居宅，仿佛获缗二三千⑦。

半与尔充衣食费，半与吾供酒肉钱。

吾今已年七十一，眼昏须白头风眩⑧。

但恐此钱用不尽，即先朝露归夜泉⑨。

未归且住亦不恶，饥餐乐饮安稳眠。

死生无可无不可⑩，达哉达哉白乐天。

选自《白氏长庆集》

注释

①达：达观的人生态度。乐天：乐天顺命。②白乐天：白居易，字乐天。③分司：唐时在东都洛阳设置的一套办事机构。白居易于大和三年（829年）以太子宾客之职分司东都。④冠已挂：用"挂冠"典故。挂冠，古时常指辞官不做。⑤半禄：半俸。唐朝致仕官给半俸。

致仕，退休。车先悬：此处引用"悬车"典故。悬车：指致仕。古人一般至七十岁辞官家居，废车不用。⑥庖（páo）童：厨房仆役。⑦仿佛：大约，几乎。缗（mín）：古代穿铜钱用的绳子，一串一千文，又称一贯钱、一缗钱，值一两银子。⑧头风眩：亦称风头眩，症状为眩晕、头痛、脉弦等。⑨先朝露：此处指死。朝露比喻人生短促。夜泉：黄泉、地下。⑩无可无不可：出自《论语·微子》，此处指顺应自然。

● 按　语 ●

唐代官员七十致仕，领取半俸。白居易于武宗会昌二年（842年）以刑部尚书致仕，俸禄减半也尽可宽裕优哉度日。诗人以调侃的幽默方式写其退休后的放达情怀与闲适生活。诗人此处极力强调自己的家贫，也向世人表明自己为官清廉。虽然家境不如先前，但身体尚健，日子悠闲，也是老年乐事。

诗中以日常生活之"穷"，反衬诗人人生态度之"达"。对家中产业的处置，要靠卖房卖田来维持日常生活，一半"充衣食费"，一半"供酒肉钱"。应该说在诗人这一层次的高级官僚中是算"穷"的了，但诗人却很达观，在诗歌的结尾为读者展现出"达"的高境界："死生无可无不可，达哉达哉白乐天。"超越生与死的界限，死也可，生也不错，无须害怕死的到来。这说明诗人精神上已经达到超凡脱俗的自由状态。

山泉煎茶有怀①

白居易

坐酌泠泠②水，看煎瑟瑟尘③。
无由④持一碗，寄与爱茶人。

选自《白氏长庆集》

注释————————————————————————————————————

①有怀：怀念亲朋至友。②泠泠：清凉。③瑟瑟：碧色。尘：研磨后的茶粉（按：唐代中国茶为粉茶，也就是日本学去的抹茶，所以用尘来形容）。④无由：不需要什么理由。

● 按 语 ●

白居易与许多唐代早、中期诗人一样，十分喜欢饮酒，也喜欢喝茶，涉茶诗就有六十多首。在白居易的诗中，描述了茶的多种妙处：茶可以激发文思。"起尝一碗茗，行读一行书。"以茶助诗兴，以茶醒脑。茶可以加强修养。白居易生逢乱世，但并不是一味地苦闷和呻吟，而常能既有忧愤，又有理智。饮茶就有助于保持一份清醒的头脑，陶冶性情，于忧愤苦恼中寻求自拔之道。茶可以加强友谊。唐代名茶尚不易得，官员、文士常相互以茶为赠品或邀友人饮茶。白居易得茶后常邀好友共同品饮，也常应友人之约去品茶。茶可以沟通思想，是儒、道、佛各家的沟通媒介。儒家以茶修德，道家以茶修心，佛家以茶修性，都是通过茶净化思想，纯洁心灵。

病 气

白居易

自知①气发每因情，情在何由②气得平。
若问病根③深与浅，此身应与病齐生④。

选自《白氏长庆集》

注释——

①自知：认识自己；自己明了。②何由：怎能。③病根：疾病的根源。④齐生：指自然
中万物生死的本质都是相同的。

 ● 按 语 ●

白居易自小体弱多病，十八岁那年他在《病中作》一诗中写道："久
为劳生事，不学摄生道。年少已多病，此身岂堪老。"从此，他注意自我
调摄，自我保健。取字为"乐天"的他，不忧病患，乐观进取，尽管仕途
多舛，但仍怡然自乐。老，是自然规律；病，亦难以避免。怕老，老得更
快；忧病，病得更重。不怕老，不忧病，恰恰是治疗衰老疾病的良药。

不畏老，不忧病。六十八岁那年，白居易患病瘫卧在床，但他一连
写了十五首病中诗。《病中五绝句》中说得更透彻："目昏思寝即安眠，
足软何妨便坐禅。身作医王心是药，不劳和扁到门前。"病了就好好休
息，自我调气养神，这本身也是一种医疗，好心情是最好的药，不必劳请
医和、扁鹊（两位都是古代名医）。良好的心情使他转危为安。白居易从
多次发病中体会到，心中气不顺，身体就要发病。在这首《病气》诗中写
道："自知气发每因情，情在何由气得平。"寻到了这个病根，他就对症
下药，心平气和，知足常乐。他在《寄同病者》一诗中说："或有终老

者，沉贱如泥沙。或有始壮者，飘忽如风花。穷饿与夭促，不如我者多。以此反自慰，常得心平和。寄言同病者，回叹且为歌。"人老切忌患得患失，常以白居易此歌自慰自乐，确是长寿灵药。白居易还写了《逍遥吟》《知足吟》等养心诗篇，无愧于"乐天"称号。养得平和心，心理常年轻，白居易以多病之身，却享寿七十五岁，超过了当时人们向往的"古稀之年"。

戏题阶前芍药①

柳宗元

凡卉与时谢②，妍华③丽兹晨。

欹红④醉浓露，窈窕⑤留余春。

孤赏白日暮，暄风⑥动摇频。

夜窗蔼芳气，幽卧知相亲⑦。

愿致溱洧赠⑧，悠悠南国⑨人。

选自《河东先生集》

作者简介 ——

　　柳宗元（773—819）：字子厚，唐代河东解（今山西运城市西南）人，文学家、哲学家，唐宋八大家之一。著名作品有《永州八记》等。有《河东先生集》。因为他是河东人，人称柳河东，又因终于柳州刺史任上，又称柳柳州。柳宗元与韩愈同为中唐古文运动的领导人物，并称"韩柳"。在中国文化史上，二人诗、文成就均极为杰出，可谓一时难分轩轾（xuān zhì）。

注释 ——

①芍药：这里指牡丹。《开元天宝花木记》："禁中呼木芍药为牡丹。"《松窗录》："开元中，禁中初重木芍药，即今牡丹也。"②与时谢：随着时令的变化而凋落。③妍华：美丽的花。④欹（qī）红：欹：倾斜的意思。欹红：倾斜的红花。⑤窈窕：（女子）文静而美好。这里形容芍药花姿态的美好。⑥暄风：暖风。暄：（太阳的）温暖。⑦"夜窗"两句：浓郁芳香自窗外透入，好似与静卧的人来相亲。⑧溱洧（zhēn wěi）赠：《诗经·郑风·溱洧》："溱与洧，方涣涣兮。……维士与女，伊其相谑，赠之以勺药。""溱洧"，郑国的两条水名，在今河南境内。古之芍药为香草名，青年男女以芍药相赠表示愿结情好。⑨南国：江南。

● 按　语 ●

这首诗清新婉丽。柳宗元在这首诗中用戏谑的语气、轻松的笔调、清新的词句刻画了牡丹不同凡花的美好形象，极委婉曲折地抒发了诗人复出的愿望。诗一开头就用对比的手法描写，以突出牡丹不同于普通花卉。众花大多随着春天的到来开放，也随着春天的逝去凋零，而牡丹却把花儿开放在暮春时节。那鲜艳的花朵露珠滚动，把枝条压得有些倾斜了，极像多饮了一杯佳酿而有点微醺的佳人，那美丽的姿态，把春天匆匆的脚步也挽留住了。作者的刻画表现了牡丹超凡脱俗、卓然独立的品性。花如其人，牡丹的形象实则是诗人自我品性的物化。接着，"孤赏白日暮，暄风动摇频。"和煦的春风轻轻地摇曳着牡丹的枝叶，那婀娜的身影是那样的柔美。"夜窗蔼芳气，幽卧知相亲。"夜晚，牡丹沁人的芳香飘进窗内，好似来与静卧的人亲近。这四句诗用拟人的手法，把牡丹人格化，极富情趣。写花的"孤赏"也是写人的洁身自好，不随波逐流。公元805年，"永贞革新"失败后，9月，柳宗元被贬为邵州刺史，11月，在赴任途中，柳宗元被加贬为永州司马。柳宗元虽然在政治上惨遭失败，但他仍然执着理想，坚持既定的人生目标。"愿致溱洧赠，悠悠南国人。""结句虽戏，亦《楚辞》以美人为君子之旨也。"牡丹美丽芬芳，高贵典雅，象征人的美好品德，也是诗人自喻。诗的结句极其巧妙而委婉地表达了急于用世，希求援引的愿望，因此是全诗的主旨所在。

牡丹是芍药科芍药属植物，为多年生落叶灌木，茎高达2米，分枝短而粗。花色泽艳丽，玉笑珠香，风流潇洒，富丽堂皇，素有"花中之王"的美誉。牡丹花蕊可制花茶，口味天然纯正，冲泡出来的茶水色泽金黄、清香绵软，淡雅可人。长期饮用能显著改善女性皮肤的弹性和光泽，让人重获旺盛精力，并可活血化瘀、养颜美容、清火明目、润肠静心、强身健体、延年益寿。牡丹的根可加工制成"丹皮"，是名贵的中草药。应用时应注意，血虚有寒，孕妇及经血过多者慎用。

一七令·茶

元稹

茶。

香叶，嫩芽。

慕诗客，爱僧家。

碾雕白玉[1]，罗织红纱[2]。

铫[3]煎黄蕊色，碗转曲尘花[4]。

夜后邀陪明月，晨前独对朝霞。

洗尽古今人不倦，将知醉后岂堪夸。

选自《元氏长庆集》

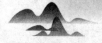

作者简介

　　元稹（779—831）：字微之，别字威明，唐洛阳（今河南洛阳）人。为北魏宗室鲜卑族拓跋部后裔。贞元九年（793年），明经及第，授左拾遗，进入河中幕府，擢校书郎，迁监察御史。一度拜相，在李逢吉的策划下，出任同州刺史，入为尚书右丞。太和四年（830年），出任武昌军节度使。太和五年去世，追赠尚书右仆射。元稹与白居易同科及第，结为终生诗友，共同倡导新乐府运动，世称"元白"。元稹诗词成就巨大。代表作有传奇《莺莺传》《菊花》《离思五首》《遣悲怀三首》等。现存诗830余首，留世有《元氏长庆集》。

注释

①碾雕白玉：茶碾是白玉雕成的。②织红纱：茶筛是红纱制成的。③铫（diào）：煎茶器具。④曲尘花：指茶汤上面的饽沫。

● 按 语 ●

本诗为一字至七字诗，俗称宝塔诗，在中国古代诗中较为少见。元稹的这首宝塔诗，先后表达了三层意思：一是从茶的本性说到了人们对茶的喜爱；二是从茶的煎煮说到了人们的饮茶习俗；三是就茶的功用说到了茶能提神醒酒。茶不仅可以消暑解渴生津，而且还有助消化作用和治病功效。此诗一开头，就点出了主题是茶。接着写了茶的本性，即味香和形美。第三句是倒装句，说茶深受"诗客"和"僧家"的爱慕，茶与诗，总是相得益彰的。第四句写的是烹茶，因为古代饮的是饼茶，所以先要用白玉雕成的碾把茶叶碾碎，再用红纱制成的茶罗筛分。第五句写烹茶先要在铫中煎成"黄蕊色"，再盛于碗中浮饽沫。第六句谈到饮茶，不但夜晚要喝，而且早上也要饮。到结尾时，指出茶的妙处，不论古人还是今人，饮茶都会感到精神饱满，特别是酒后饮茶有助醒酒。

这首诗饶有趣味，从几个角度分别描写茶叶：有动人的芬芳，"香叶"；有楚楚的形态，"嫩芽""曲尘花"；还有生动的色彩，"白玉""红纱""黄蕊色"。饮茶之时，应是夜后陪明月，晨前对朝霞，真是享受着神仙般快乐的生活。

菊　花

元稹

秋丛绕舍似陶家，遍绕篱边日渐斜①。
不是花中偏爱菊，此花开尽更无花②。

选自《元氏长庆集》

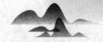

注释

①"秋丛"两句：一丛一丛的秋菊环绕着房屋好似到了陶渊明的家。绕着篱笆观赏菊花，不知不觉太阳已经快落山了。秋丛：指丛丛秋菊。舍（shè）：居住的房子。陶家：指东晋诗人陶渊明的家。遍绕：环绕一遍。日渐斜（xiá）：太阳渐渐落山。②"不是"两句：不是因为百花中偏爱菊花，只是因为菊花开过之后再无花可赏。尽：完。更（gèng）：再。

● 按　语 ●

　　菊花，不像牡丹那样富丽，也没有兰花那样名贵，但作为傲霜之花，它一直受人偏爱。有人赞美它坚强的品格，有人欣赏它高洁的气质，而元稹的这首咏菊诗，则别出新意地道出了他爱菊的原因。秋菊种在幽静处，绕舍傍篱，让人心情愉悦。诗人看花是那样专注，直至不知日之将夕，表现了诗人赏菊时的悠闲情态，赏菊入迷，流连忘返。有景、有情、有联想，勾勒出一幅诗人在秋日傍晚漫步菊丛赏花吟诗而乐不思返的画面。最后一句"不是花中偏爱菊，此花开尽更无花"，点明了诗人爱菊的原因。因此，作为后凋者，它更加受人珍爱。这首诗从咏菊这一平常题材，发掘出不平常的诗意，给人以新的启发，显得新颖自然，不落俗套。在写作上，用语淡雅朴素，饶有趣味。笔法也很巧妙，前两句写赏菊的实景，为渲染爱菊的气氛做铺垫；第三句是过渡，笔锋一转，跌宕有致，最后吟出生花妙句，进一步开拓美的境界，增强了这首小诗的艺术感染力。

菊花，在植物分类学中是菊科菊属的多年生宿根草本植物。菊花味甘苦，性微寒，有散风清热、清肝明目和解毒消炎等功效。对口干、火旺、目涩，或抽风、寒、湿引起的肢体疼痛、麻木的疾病均有一定的疗效。主治感冒风热、头痛病等。对眩晕、头痛、耳鸣有防治作用。菊花茶还有利血气、轻身、延年的功效。

紫薇花

杜牧

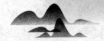

晓迎秋露一枝新，不占园中最上春[①]。
桃李无言又何在，向风偏笑艳阳人[②]。

选自《樊川文集》

作者简介 ————————————————————————————————

杜牧（803—853）：字牧之，号樊川居士，京兆万年（今陕西西安）人，唐代诗人，与李商隐并称"小李杜"。因晚年居长安南樊川别墅，故后世称"杜樊川"，著有《樊川文集》。

注释————————————————————————————————

①"晓迎"两句：一支初绽的紫薇在秋露里迎接晨光，而不是在早春与百花争奇斗艳。上春：早春。②"桃李"两句：无言的桃花、李花现在不知道在何处，只有紫薇花向着寒冷的秋风，笑着看待那些争着在艳阳春天开放的花朵。桃李无言：化用司马迁《史记》中"桃李不言，下自成蹊。"意为桃李不说话，不夸耀自己，而人们都来欣赏它们，在桃李树下，走出了一条条小路。艳阳人：指在艳阳春天里开的花。

● 按 语 ●

本诗的具体创作时间不详。经历了从唐宪宗至唐宣宗六朝的杜牧，曾任中书舍人，因此被称为"紫微舍人"。当时正处于牛李党争激烈的时期，诗人置身于复杂斗争的纠纷中，不趋炎附势，独守刚直节操，恰似紫薇花，故此篇咏紫薇花并非出于单纯的玩赏。

紫薇夏季开花，开谢相续，花期长达三四个月之久。杜牧这首诗即围绕紫薇花花期长的特点着笔，赞美紫薇花不争春的谦逊品格。"晓迎秋露一枝新"，首句写紫薇花开花的季节时令。秋天的早晨，紫薇花迎着秋天的寒露开出一枝枝新鲜的花朵。一个"迎"字，赋予紫薇花以人的精神，它不怕秋寒，迎着寒露开放，为人间装点秋天的景色。"不占园中最上春"，春天时节，百花盛开，争奇斗艳，而紫薇花不与百花争春，它夏季开花，一直开到秋末。诗人在这里赞美紫薇花不与百花争春的谦逊品格。"桃李无言又何在"化用司马迁《史记·李将军列传》中的"桃李无言，下自成蹊"，意为桃花李花开得鲜艳亮丽，引得人们纷纷前来观赏，以致树下被踩出了小路。杜牧在这首诗中用此典故，却一反其意，以桃花李花来反衬紫薇花的美和开花时间之长，极有新意。诗人虽写紫薇但在此诗中一字不提紫薇，使读者在惊奇之中，享受到紫薇的美丽，充分感觉到紫薇不与群花争春，淡雅高洁的风骨和一枝独秀的品格。这种与世无争的淡泊心志正是一种养生之道。

赋茱萸

徐铉

万物庆西成，茱萸独擅名[①]。

芳排红结小，香透夹衣轻[②]。

宿露沾犹重，朝阳照更明[③]。

长和菊花酒，高宴奉西清[④]。

选自《徐公文集》

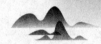

作者简介 ————————————————————————

　　徐铉（916—991）：五代宋初文字学家。字鼎臣，扬州广陵（今江苏扬州）人。初仕南唐，后归宋，官至散骑常侍。有《徐公文集》。

注释 ————————————————————————

①"万物"两句：庆贺秋收告成，在万物中，唯独茱萸大有名望。西成：言秋时农事收获告成。擅名：大有名望。指茱萸在古籍中多有记述。②"芳排"两句：颔联先写其花果的形态，花房排列结着红而小的果实。用夸张的手法写其花香的浓烈浸透了夹衣，让人分外轻盈爽快。③"宿露"两句：颈联对仗工稳，写果实夜间沾满了露水，显得格外沉重。清晨被朝阳照耀得更加鲜明美丽，十分可爱。④"长和"两句：尾联与首联呼应，说明茱萸独擅其名是有根据的。因为它与菊花酒一起，长期以来被进奉到帝王宫室。菊花酒：用菊花酿制的酒，古人重阳必饮，称其为祛灾祈福的"吉祥酒"。西清：指帝王宫内游宴之处。

● 按　语 ●

　　《赋茱萸》是一首赞美山茱萸的诗。诗的章法严整，颔联、颈联对仗工稳，颔联还用了夸张手法来描写茱萸的香气，生动自然。同时诗中巧于用典，增加了作品的内涵，完美地表达了"茱萸独擅名"的主题。

　　山茱萸为山茱萸科落叶小乔木，以果实入药。其味酸涩、性微温，有补肝肾、涩精止汗之效。

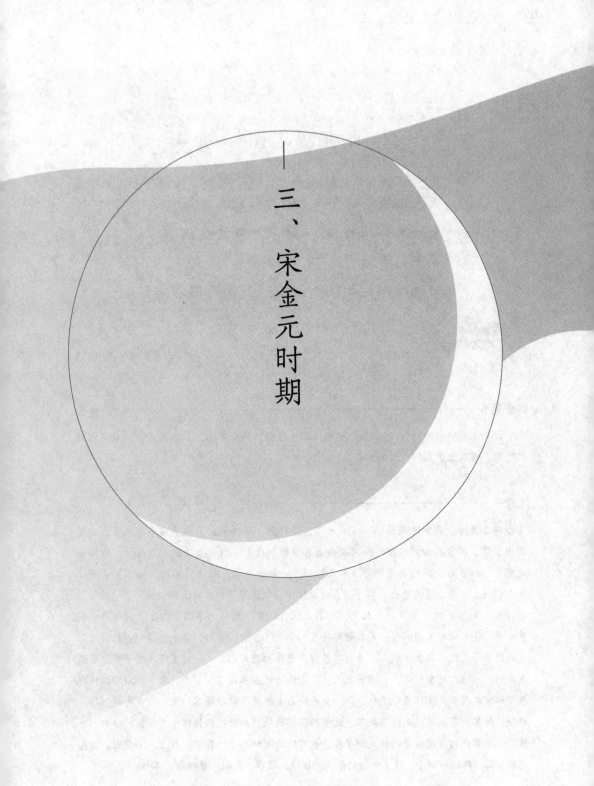

三、宋金元时期

睢阳五老图①

杜衍

五人四百有余岁②，俱称分曹与挂冠③。

天地至仁难补报④，林泉幽致许盘桓⑤。

花朝月夕随时乐⑥，雪鬓霜髯⑦满座寒。

若也睢阳为故事⑧，何妨⑨列向画图看。

选自《两宋名贤小集》

作者简介 ————————————————————————————————

　　杜衍（978—1057）：字世昌。越州山阴（今浙江绍兴）人。北宋名臣，唐朝名相杜佑之后。官至太子太师，封祁国公。

注释 ————————————————————————————————

①睢阳五老图：北宋时期画作。"五老"，指杜衍、毕世长、王涣、冯平、朱贯，都是朝中重臣，辞官后回到睢阳（今河南省商丘市睢阳区），经常晏集赋诗，时称"睢阳五老会"。后当地一位丹青圣手为五人各绘制了一幅全身像，题名《睢阳五老图》，并让五人在图上赋诗。钱明逸为之作序。当时欧阳修、范仲淹等18人曾依韵和诗。②"五人"句：五人加起来四百多岁。五人中，祁国公杜衍80岁、驾部郎中冯平87岁、兵部郎中朱贯88岁、礼部侍郎王涣90岁，司农卿毕世长94岁。③分曹：分班，分批。挂冠：指辞官。《后汉书·逸民列传》中载："逢萌字子康，北海都昌人也。……时王莽杀其子宇，萌谓友人曰：'三纲绝矣！不去，祸将及人。'即解冠挂东都城门，客于辽东。"后即以挂冠表示辞官或弃官。④"天地至仁"句：天地间最大的恩德难以报答。至仁：最大的仁德。补报：报答。⑤林泉：山林与泉石。这里指隐居之地。幽致：幽静雅致。盘桓：徘徊，逗留。⑥花朝：指百花盛开的春天的早晨。也可泛指大好春光。月夕：月夜。⑦霜髯：白色胡须。髯：两腮的胡子，这里泛指胡子。⑧故事：旧事，先例。⑨何妨：不妨。

● 按　语 ●

　　咱们先来看一下宋代文人的退休生活吧。五位朝中重臣退休后来到商丘睢阳地区颐养天年，悠游于青山绿水之间，赋诗酬唱，他们中年纪最小的80岁，年长的94岁。这在当时成为美谈，后又有宋元明清数十位著名文人为此作诗留赞。

　　从此诗中可见睢阳五老对于晚年生活的满足，并对能够拥有这种生活而心存感激。是啊，这是天地之间最大的恩德，也是因为宋代朝廷对文人宽容的政策，才能让这些老人安享晚年，徜徉于幽静雅致的山泉林石之间。一边是春日朝阳下百花盛开、月夜明朗，自然中充满了各种美景，另一边则是满座鬓角染霜、胡须斑白的老人在欣赏美景。鲜丽清朗与霜寒料峭，诗人将二者同列，以对比的手法，表现出老人的惬意生活，亦有调侃之意。记述老人生活的《睢阳五老图》，也被作为国宝级画作，流传至今。

睢阳五老图

富弼

休宫致政老年间①，庙堂尝享著袍冠②。

调和鼎鼐施霖雨③，燮理阴阳佐武桓④。

念国不忘先世烈⑤，归乡岂念旧庐寒⑥。

我辈若从亲炙授⑦，仪容如在使人看⑧。

选自《两宋名贤小集》

作者简介

富弼（1004—1083）：字彦国。洛阳人。北宋名相、文学家。

注释

①休宫：停止宫廷事务，即致仕，也就是咱们现在的辞官退休。致政：解除政务职责，辞官退休。②"庙堂"句：曾经在朝廷中身着袍冠，担任要职。庙堂：朝廷。尝：曾经。③"调和"句：在朝廷处理国家大事来救世济民。调和鼎鼐：于鼎鼐中调和五味。比喻处理国家大事，多指宰相治理天下。鼎：古代烹调食物的器具；鼐：大鼎。施霖雨：比喻济世泽民。霖雨：甘雨。④"燮理"句：辅佐圣君来治理天下大事。燮理阴阳：这里指大臣辅佐天子治理国事。燮：调和；理：治理。佐武桓：辅佐圣王。佐：辅佐。武桓：周武王与齐桓公。这里指建有丰功伟业的帝王。⑤先世烈：前代人的功业。先世：前代。烈：功烈，功业。⑥旧庐寒：老家贫困。旧庐：破旧的房舍。寒：清贫。⑦"我辈"句：我们如果能够亲身受其教育熏陶。亲炙授：亲受教育熏陶与传授。炙：炙烤，这里比喻受到熏陶。⑧仪容：仪表，容貌。

● 按　语 ●

如果说上一首诗是对睢阳五老退休后幸福生活的描绘，那么这首诗则是通过五老在任上与退休后生活的比较，表现五老在建立盖世功业后毅然归隐田园，选择清贫生活的高尚之举。

诗中极力描述身着袍冠协助圣君来调理阴阳、处理国事、救治百姓的朝廷重臣形象。他们追随前代人的丰功伟业，却在功成名就后回归家乡，并不觉得破旧的草庐更显贫寒。最后两句诗从后人向其学习、受其教育熏陶的角度来理解睢阳五老的精神境界。

将自己的一生贡献给国家，功勋卓著，退休后又能安享晚年，亲近自然，这应该就是圆满的人生了吧。

奉陪伯温中散等作同甲会①

文彦博

四人三百十二岁，况是同生丙午年②。

招得梁园同赋客③，合成商岭采芝仙④。

清谈亹亹风盈席⑤，素发飘飘雪满肩⑥。

此会从来诚⑦未有，洛中⑧应作画图传。

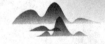

选自《文潞公文集》

作者简介

文彦博（1006—1097）：字宽夫，号伊叟。汾州介休（今属山西）人。北宋时期著名政治家、书法家。

注释

①题解：陪同中散大夫伯温等作同甲会。其诗名本为"奉陪伯温中散程伯康朝议司马君从大夫席于所居小园作同甲会"，因诗题太长，故在此精简。奉陪：敬辞，陪伴。中散：中散大夫的省称。同甲会：同龄者的聚会。同甲：即同龄。同龄者其出生之年的甲子必同，故称。②丙午年：丙午这一年。干支纪年，即1006年。③"招得"句：叫来能够一同在梁园中赋诗之人。梁园：即梁苑，西汉梁孝王的东苑。故址在今河南省开封市东南。④"合成"句：大家合起来一起到商山上采集灵芝。商岭：即商山。在今陕西商洛市东南。亦名商阪、楚山。地形险阻，景色幽胜。芝仙：即灵芝，是传说中的仙草，故有此说。⑤"清谈"句：酒筵上微风拂来，清雅的言论不绝于耳。清谈：清雅的谈论。亹亹（wěi wěi）：勤奋不倦的样子。此谓诗文或谈论动人，有吸引力，使人不知疲倦。⑥"素发"句：白发飘飘如雪满肩头。素发：白发。⑦诚：实在，的确。⑧洛中：今河南洛阳地区。这里写的是作者退居洛阳后的盛会，故言。

● 按 语 ●

从诗中可见，此诗作于文彦博七十八岁之际。他与同龄三人在洛阳结成同甲会，一起到梁园赋诗，去商山采药。在宴席上清谈，风吹白发如雪飘满肩头。表现出了四位老者聚会时的雍容娴雅，并表达希望将盛会记录下来传播出去的心愿。

文彦博退居洛阳后，多与其他人赋诗酬唱，举办盛会。其中比较著名的还有洛阳耆英会。当时，他与富弼、司马光等十三人，仰慕白居易九老会盛事，便将居于洛阳的卿大夫中年龄大、德行高尚的人汇聚起来，不论官职大小，而以年龄为序，并创建了"耆英堂"，称此为"洛阳耆英会"，后令闽人郑奂为其中人物画像。

文彦博享年九十二岁，即使在现代也称得上高寿。《石林燕语》中记载，元丰末年，文彦博退休归洛。当时已经将近八十岁了，宋神宗看到他还非常康健强壮，便问："卿养生有什么方法啊？"文公称："没有其他。只是任随心意，悠然闲适，不以外物来伤及自身平和之气，不敢做过分的事，适可而止。"从诗中我们也可见其悠然闲适、自得其乐之情态。

除夕与家人饮

梅尧臣

莫嫌寒漏①尽，春色来应早。

风开玉砌②梅，薰歇金炉草③。

稚齿④喜成人，白头嗟⑤更老。

年华个里⑥催，清镜宁长好⑦。

选自《宛陵先生文集》

作者简介 ————————————————————————————————

梅尧臣（1002—1060）：字圣俞，宣州宣城（今安徽宣城）人，世称宛陵先生。北宋诗人，与欧阳修并称"欧梅"。

注释 ————————————————————————————————

①寒漏：寒天漏壶的滴水声。这里借指寒夜。②玉砌：用玉石砌的台阶。③薰歇金炉草：香炉中香草的香气消散。薰：香草名。这里指香气。歇：（气味）散发，消散。金炉：即香炉。④稚齿：少年，儿童。⑤嗟（jiē）：感叹，叹息。⑥个里：此中，其中。⑦清镜宁长好：明镜中人的容颜哪能永远美好呢？清镜：明镜。宁（nìng）：岂，难道。

● 按　语 ●

除夕之夜，与家人团聚，是一种怎样的景象呢？来看作者梅尧臣的描述。

诗篇第一句便给人带来一种充满希望的欣欣向荣之感。不要担心寒夜已尽，除夕夜将要逝去，但春天会早早到来。这是否与我们除夕守夜的感觉相似呢？下面对景致的描绘，工整且饱含寓意。春风吹开了玉砌石阶上的梅花，金属香炉中薰草的香气缭绕。玉石的晶莹清透，与早春梅花的红色相互映照，香炉中升起的缕缕青烟，与四散的香气，既是除夕实景的写照，也预示着春天繁荣景色的来临。

在这象征新旧交替的除夕之夜中，诗人看着孩子们一年年长大，也在嗟叹自己的老去，在清镜中又怎见往日年轻的容颜？最后两句虽说是嗟叹，但因前面的衬托，并无太多沧桑之意，倒更似一种豁达的认识，透露出哲理。是啊，人生终会老去，但正如长夜将尽，预示着新春早至，生命不就是新故交替的过程吗？只有正视这些，或许才能不去为年华的老去而过分悲哀，不为青春的逝去而感喟伤怀。

退居述怀寄北京韩侍中二首①

欧阳修

（一）

悠悠身世比浮云，白首归来颍水濆②。

曾看元臣调鼎鼐③，却寻田叟问耕耘。

一生勤苦书千卷，万事销磨酒百分。

放浪岂无力外士，尚思亲友念离群。

（二）

书殿宫臣宠并叨④，不同憔悴返渔樵。

无穷兴味闲中得，强半光阴醉里销。

静爱竹时来野寺，独寻春偶过溪桥。

犹须五物称居士⑤，不及颜回饮一瓢⑥。

选自《欧阳文忠公文集》

作者简介

　　欧阳修（1007—1072）：字永叔，号醉翁，晚年又号六一居士，吉州吉水（今属江西）人。北宋文学家、史学家，为"唐宋八大家"之一。

注释

　　①韩侍中：韩琦，字稚圭，自号赣叟，相州安阳（今属河南）人。北宋政治家、词人。与欧阳修交好。②濆（fén）：水边、岸边。③"曾看"句：曾身处政治中心看到社稷重臣处理国事。元臣：重臣，老臣。调鼎鼐：于鼎鼐中调和五味。比喻处理国家大事，多指宰相治理天下。鼎：古代烹调食物的器具；鼐：大鼎。④"书殿"句：在朝廷中受到

皇帝的宠爱与恩遇。书殿：指史馆，宋代三馆之一。因欧阳修曾供职于台阁校勘书籍，故言。叨（tāo）：谦辞，表示与自己身份不合的非分礼遇。因欧阳修是以"特恩"带职致仕（退休），非常荣耀，所以如此说，与其他憔悴归隐者不同。⑤"犹须"句：退居后，欧阳修自称六一居士，即藏书一万卷，金石遗文一千卷，琴一张，棋一局，酒一壶，加上他一个老翁。五物：指前五种。⑥颜回：《论语·雍也》："一箪食，一瓢饮，在陋巷，人不堪其忧，回也不改其乐。贤哉回也！"后为读书人安贫乐道的典范。

● 按　语 ●

这两首诗写于作者退居颍州期间，此时欧阳修已年近古稀。熙宁四年（1071年），韩琦曾寄赠欧阳修《寄致仕欧阳少师》，祝贺他致仕归隐。此二首为欧阳修的回赠之作。

第一首诗将为政生活与归隐生活对比，既有对人生的总结，也有离群独居而思念亲友的遗憾。特别是前四句，真有阅尽繁华，归来风轻云淡之感。第二首诗，则表达在帝王恩遇下归隐的闲适生活。

最后一句的五物及箪食瓢饮的典故，表现出作者悠闲的心境及安于清贫生活的愿望。其实，在《六一居士自传》中欧阳修也表达了这种向往。居士曰："吾之乐可胜道哉！方其得意于五物也……然常患不得极吾乐于其间者，世事之为吾累者众也。其大者有二焉，轩裳珪组劳吾形于外，忧患思虑劳吾心于内，使吾形不病而已悴，心未老而先衰，尚何暇于五物哉？虽然，吾自乞其身于朝者三年矣，一日天子恻然哀之，赐其骸骨，使得与此五物偕返于田庐，庶几偿其夙愿焉。"悠游于这五物之间便是我最大的快乐了，然而却常常不能如愿，因为被众多世事所牵累。大的方面就有二，为政事奔波而劳形，为国事思虑而劳心，体虽不病却心已衰，哪里有余暇在琴棋书画间享受清闲之境呢？如今，天子怜悯而赐予此恩惠，得以返于田庐，可谓得偿夙愿了。

退休后，当我们从之前的繁忙工作中一下子抽离出来，如何以更好的心态来享受清闲下来的生活呢？欧阳修的这两首诗或许给了我们答案。

自咏吟

邵雍

老去无成齿发衰，年将七十待何为？

居常无病不服药，间或有怀犹全诗①。

引水更怜鱼并至，折花仍喜蝶相随。

平生积学②无他效，只得胸中恁坦夷③。

选自《伊川击壤集》

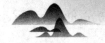

作者简介

邵雍（1011—1077）：字尧夫，北宋哲学家。与周敦颐、张载、程颢、程颐并称"北宋五子"。祖先为范阳人，幼随父迁徙于共城（今河南辉县市）等地，三十岁时，邵雍来到河南洛阳，并定居于此。

注释

①"间或"句：偶然有感怀即赋诗。间或：偶然，有时。有怀：犹有感。全诗：完成诗稿，即写诗。②积学：积累的学问。③恁（nèn）：那么、那样，河南等地方言。坦夷：平和坦然。

● **按 语** ●

邵雍在洛阳时，安贫乐道，虽耕种仅能供应衣食，却给所居命名曰"安乐窝"，自号安乐先生。白天读书，傍晚饮酒至微醺，兴至则吟诗自咏。与人言，喜谈论其善行而隐匿其恶，无论贵贱或年少年长，皆以诚相待。贤者对其心悦诚服，不贤者也愿意接受教化。据说，影响到整个洛阳城，一时洛阳忠厚之风名闻天下。这样的邵雍，到了将近古稀之年，又会有怎样的生活与心境呢？

　　诗中描述了自己的老年生活：无病不服药，诗兴到时挥毫泼墨，引来流水时更怜惜一起到来的小鱼，喜看折来的花枝上彩蝶翩翩相随。特别是后两句，将自己虽至老年，仍一派天真、充满童趣的心态描写得惟妙惟肖。最后一句，七十年所学到底最终表现在哪里呢？只得胸中一片坦然。末句与首句相照应，既指明了老年生活的真谛，即平和坦然的胸中境界，也与三四句相合，将全诗带入冲淡平和之境。

百病吟

邵雍

百病起于情，情轻病亦轻。

可能无系累①，却是有依凭②。

秋月千山静，春华万木荣。

若论真事业，人力莫经营。

选自《伊川击壤集》

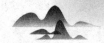

注释————————————————————————————————————

①系累：指束缚，牵绊。②依凭：凭借，依靠。

● 按 语 ●

邵雍在这里提到了"情"对于疾病的影响，所有的疾病都与情感因素密切相关。情感是什么？外界事物所引起的喜、怒、爱、憎、哀、惧等心理状态。正如作者在《伊川击壤集序》中所说，情不外乎两种，即"一身之休戚"及"一时之否泰"。当身处顺逆之境时，人的心理便会受此牵累，身体也会出现各种疾病。

那又该如何管理自己的情感呢？"秋月千山静，春华万木荣。"静静的秋夜，月照下千山默立；春天万树花开，一片繁荣景象。将视角从切身事务迁移到大自然的美景中，或可拓宽心胸，暂时放下一些烦恼。正如现代人所认识到的，宇宙那么大，人就像其中的一粒微尘，个人的成败得失真的有那么重要吗？

何处是仙乡

邵雍

何处是仙乡①，仙乡不离房。
眼前无冗长②，心下有清凉。
静处乾坤大，闲中日月长。
若能安得分③，都胜别④思量。

选自《伊川击壤集》

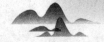

注释——

①仙乡：仙人所居处，仙界。②冗长：多余。③安得分：安于自己分内所应得的。④别：另外。

● 按　语 ●

　　哪里是仙境呢？真正的仙境并未离开日常生活之所居处。唐宋时期，文人比较推崇道家文化中的"小隐隐于野，大隐隐于市"思想，认为真正的隐士并不在意所居处在哪里。所谓的身隐，并不被提倡，高境界的"隐"，应该是"心隐"，无论身处何地，只要心中有天地，都是可安身立命之所。

　　世事繁杂，但只要内心宁静，就不会感觉到其烦冗喧闹，只会觉得处处清凉。在这种闲适之中，天地宽广，日月绵长而静好。这也正如诗人在《依韵和王安之少卿谢富相公诗》中所说："闲中气象乾坤大，静处光阴宇宙清。"那么，如果能够安于自己所得，不对生活强求，则会胜过更多的思虑与打算。

正月十八日蔡州①道上遇雪，次子由韵二首（其二）

苏轼

铅膏②染髭须，旋③露霜雪根。

不如闭目坐，丹府夜自暾④。

谁知忧患中，方寸寓羲轩⑤。

大雪从压屋，我非儿女萱⑥。

平生学踵息⑦，坐觉两镫⑧温。

下马作雪诗，满地鞭篝⑨痕。

伫立望原野，悲歌为黎元⑩。

道逢射猎子，遥指狐兔奔。

踪迹尚可原⑫，窟穴何足掀。

寄谢李丞相⑬，吾将反丘园⑭。

选自《东坡集》

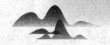

作者简介 ————————————————————————

苏轼（1037—1101）：字子瞻，又字和仲，号铁冠道人、东坡居士，世称苏仙。北宋眉州眉山（今属四川）人。北宋著名文学家、书画家。

注释 ————————————————————————

①蔡州：古州名，治所在今河南汝南。②铅膏：即铅霜。一种染黑发须的化妆品。③旋：立刻，很快。④丹府夜自暾：丹田中即使在夜间也感觉明亮温暖。丹府：即丹田。暾（tūn）：初升的太阳。这里指太阳始出时光明温暖的样子。⑤方寸寓羲轩：心中寄居伏羲与轩辕氏。

方寸：指心。羲轩：伏羲氏和轩辕氏（黄帝）的并称。⑥儿女萱：指萱草。孟郊《百忧》诗有"萱草儿女花，不解壮士忧"的句子。⑦踵息：道家炼气养生的方法，即今之气功。语出《庄子·大宗师》"真人之息以踵，众人之息以喉"。古代功力高超之人，在练功时，内气可以贯达足跟。踵：脚跟。息：呼吸。⑧两镫：挂在马鞍两旁的铁制脚踏。⑨鞭箠（chuí）：鞭子。⑩黎元：黎民百姓。⑪射猎子：猎手。⑫原：追溯源头。⑬李丞相：即李斯。秦丞相李斯因被人诬陷，腰斩于咸阳。在被行刑前曾对其子说："吾欲与若复牵黄犬俱出上蔡东门逐狡兔，岂可得乎！"父子二人抱头痛哭（见《史记·李斯列传》）。后来便以"东门黄犬"用作为官遭受祸患，抽身悔迟的典故。⑭反丘园：返回家园。反，同"返"。丘园：家园，乡村，也指隐居之所。

● 按　语 ●

在经历"乌台诗案"后，被贬谪黄州的途中，苏轼写了《正月十八日蔡州道上遇雪，次子由韵二首》，这是第二首。诗中既有作者对养生的认识，也有同情黎民百姓，却在无奈下回归田园的想法。这应该是苏轼从之前的积极参与政事到后期豁达处世的过渡。

"乌台诗案"，苏轼险些丢掉性命，经历了这样大的变故后，苏轼在诗歌中有哪些表现呢？

首先，开始关注养生。用铅霜染黑须发，很快就又露出白须的根来，倒不如夜间闭目静坐练功，丹田中自有温热感，如同初升的太阳照耀下那段温暖明亮。诗中说"平生学踵息，坐觉两镫温"。平生所学的气功养生，内气直达足跟，也能够让身体时刻感到温暖。展示苏轼对气功颇有研究。其次，虽仍然心忧百姓，但萌生了归隐田园的想法。苏轼在被贬往黄州的途中，路过秦丞相李斯的家乡蔡州，想起当年李斯与其子诉说难以实现的愿望，即"牵黄犬俱出上蔡东门逐狡兔"的情景，想到李斯被腰斩时，方欲抽身，却已太迟。触景生情，发出了"寄谢李丞相，吾将反丘园"的感叹，因此有了早日归隐田园的想法。这既是触景生情，应该也与其经历密切相关。

初到黄州①

苏轼

自笑平生为口忙②，老来事业转荒唐③。

长江绕郭④知鱼美，好竹连山⑤觉笋香。

逐客不妨员外⑥置，诗人例作水曹郎⑦。

只惭无补丝毫事，尚费官家压酒囊⑧。

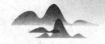

选自《东坡集》

注释

①黄州：治所在今湖北黄冈。②为口忙：意含双关，一指为生计而出仕，也指因言事而获罪。

③荒唐：荒诞，荒凉。此处有双关之意。④长江绕郭：长江环绕着城郭。

⑤好竹连山：满山的翠竹。⑥员外：指正员以外的官员，意即定员或编制之外。

⑦水曹郎：水部曹郎。因前朝许多诗人都曾做过水曹郎，所以这样说。

⑧"尚费"句：还要耗费官府的俸钱来供养我。宋代官俸一部分可用实物来抵数。

● 按 语 ●

　　这首诗作于诗人刚到黄州之时。诗中先以双关语自嘲一生都在为了"一张口"而忙碌，一为生计而做官，二因言事和作诗而获罪。不仅原来的抱负一无所成，到老反而身处荒凉滑稽之境。两句话道尽一生的艰辛与苍凉。之后笔触一变，将视线转向了所处的环境。虽为贬谪，但黄州地区长江环绕，水美鱼肥；遍山的绿竹，让人似乎能嗅到竹笋的香气。

　　从诗中，我们既可以了解经历"乌台诗案"后苏轼的心境，也能看到他的豁达与乐观。幽默风趣的语言透露出诗人通过自嘲来消解苦难的生活态度，这种心态值得我们学习。

浣溪沙① · 游蕲水清泉寺

苏轼

游蕲水清泉寺②，寺临兰溪，溪水西流。

山下兰芽③短浸溪，松间沙路净无泥，潇潇暮雨子规啼④。

谁道人生无再少？门前流水尚能西！休将白发唱黄鸡⑤。

选自《东坡集》

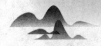

注释————————————————————————————————————

①浣溪沙：词牌名。②蕲（qí）水：今湖北浠水县。清泉寺：在蕲水县城外。
③兰芽：兰的嫩芽。④潇潇：暮雨飘零的样子。子规：杜鹃鸟的别名。传说为蜀帝杜宇
的魂魄所化。常在夜里鸣叫，声音凄切，故古代文人常借以抒发悲苦哀怨的感情。⑤唱
黄鸡：感叹时光飞逝，人生不能长久。白居易《醉歌示妓人商玲珑》有"黄鸡催晓丑时鸣，
白日催年酉前没。腰间红绶系未稳，镜里朱颜看已失"的诗句。此处是反用其义。

● 按　语 ●

这首词作于苏轼来到黄州的第三年，呈现出作者积极乐观的心态。

山下岸边刚刚萌生的兰草嫩芽，浸润在潺潺的溪水边。松林间的沙
路，经过雨水的冲刷，一尘不染。在傍晚的潇潇细雨中，传来了阵阵杜鹃
的啼声。这是一幅多么优美、洁净的画面啊，冲刷了一切污浊与尘嚣。在
如此美好的环境中，作者感觉意气风发，发出"谁道人生无再少？门前流
水尚能西"的感叹。结合最后一句"休将白发唱黄鸡"来理解，作者意在
劝诫不必在年老的时候感叹时光飞逝，谁说人生没有再少年呢？你看门口
的流水尚能向西！

定风波^①·莫听穿林打叶声

苏轼

三月七日，沙湖^②道中遇雨。雨具先去，同行皆狼狈，余独不觉，已而^③遂晴，故作此词。

莫听穿林打叶声^④，何妨吟啸且徐行^⑤。竹杖芒鞋^⑥轻胜马，谁怕？一蓑烟雨任平生。

料峭^⑦春风吹酒醒，微冷，山头斜照却相迎。回首向来萧瑟^⑧处，归去，也无风雨也无晴。

选自《东坡集》

注释————————————————————————————

①定风波：词牌名。②沙湖：今湖北黄冈东南三十里，又名螺丝店。③已而：不久。④穿林打叶声：雨点穿过树林打在树叶上的声音。⑤吟啸且徐行：放声吟唱且缓慢前行。吟啸：高声吟唱。徐行：缓慢前行。⑥芒鞋：草鞋。⑦料峭：微寒的样子。⑧萧瑟：双关语。既指前面所写风吹树林之声，也指人生中的冷落与凄凉。

● 按 语 ●

这首词与前面的《浣溪沙》作于同一年。这一年，作者慢慢从之前的痛苦经历中恢复常态，作了大量诗词，形成第一个创作高峰，而且其创作风格也逐渐变得豁达乐观。假如说前一首词是作者"人生再少"的意气飞扬，这首词则更倾向于对往事的放下，表现出旷达豪放之气。

前面的引子说明了写作此词的原因：当他人在雨中狼狈窘迫之时，我独不觉，因此写下此词。为何不觉呢？

何必去听那雨点打击树叶的声音呢？不妨在这风雨中高歌缓行，一杆竹杖一双草鞋此时比骑马更加轻便，谁怕呢？就任这烟雨打在一披蓑衣上度过一生。

料峭春风将酒意吹醒，感觉微冷，却见山头斜阳迎面照来，回首之前的风雨潇潇，归去之时，既无风雨也不管它是否晴天。

是啊，人的一生可谓历经风雨，可是那又如何呢？自然界中，风雨后就会迎来晴天，人生也是如此，所以又何必在意这些呢？我们仍然可以在风雨中我行我素，笑傲江湖。

谪居黔南十首①（其一）

黄庭坚

轻纱一幅巾②，小簟③六尺床。

无客尽日静，有风终夜凉。

选自《山谷内集诗注》

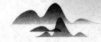

作者简介 ————————————————————————

　　黄庭坚（1045—1105）：字鲁直，号山谷道人，晚号涪翁，洪州分宁（今江西修水）人，北宋著名文学家、书法家，江西诗派开山之祖。与张耒、晁补之、秦观游学于苏轼门下，合称为"苏门四学士"。生前与苏轼齐名，世称"苏黄"。著有《山谷词》，黄庭坚书法独树一格，为"宋四家"之一。

注释————————————————————————————

①黔南：黔州南部。宋哲宗绍圣二年（1095年），黄庭坚被贬谪到黔州（治今重庆彭水），之后到达黔南。②幅巾：即头巾。因古代男子以全幅细绢裹头，故称。③小簟：竹席。

● 按　语 ●

　　这是黄庭坚贬居黔南后所作的十首组诗之一，组诗表现了自己的贬居生活。此时作者已五十多岁，又加贬谪，其心情可知。所以，组诗中既有描述山高路远、音信难达的哀愁与遗憾，如"相望六千里，天地隔江山。十书九不到，何用一开颜""故园音信断，远郡亲宾绝"；也有贬谪境遇中的悲观消极情绪，如"归去诚可怜，天涯住亦得""今既不如昔，后当不如今"；还有对往事的回忆与怀念，如"喷喷雀引雏，梢梢笋成竹。时物感人情，忆我故乡曲"；也有对黔南风土人情的描述，如"苦雨初入梅，瘴云稍含毒。泥秧水畦稻，灰种畲田粟"……

　　这首诗是组诗中最显豁达与乐观之作。一幅轻纱小巾，六尺竹席凉床，无客时整日都是一片静寂，有风则整夜凉爽。可见，作者此时已不再在意被贬的境遇，诗中呈现出一派悠闲逍遥之意。

　　从此诗与前面诸诗的比较中可见，作者是在贬谪中不断调适自己的心情，最终完全释怀的，生活因而也变得幽静安然。

渔父二首（其一）

黄庭坚

秋风浙浙苍葭老①，波浪悠悠白鬓翁。
范子几年思狡兔②，吕公何处兆非熊③。
天寒两岸识渔火，日落几家收钓筒④。
不困田租与王役⑤，一船妻子⑥乐无穷。

选自《豫章黄先生文集》

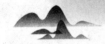

注释 ——

①"秋风"句：秋风浙浙地吹来，灰白的芦苇开始老去。浙浙：秋风吹过的声音。苍葭：灰白的芦苇。②"范子"句：范蠡在长江上的几年中，是否还会常想到"狡兔死"的书信？此典出自《史记·越世家》。范蠡帮助勾践打败吴国后便荡舟江上，临走时给宰相文种留下一封信，说："狡兔死，走狗烹；飞鸟尽，良弓藏。"③"吕公"句：姜子牙在何处应了梦飞熊的征兆。姬昌梦见一头长着翅膀的熊扑向他，占卦为"会有英雄辅佐而得天下"。后来在渭水边，果然遇到用无钩钓竿钓鱼的姜太公，道号为飞熊。吕公：吕望，吕尚，又称太公望，即指姜太公。④钓筒：插在水里捕鱼的竹器。⑤王役：朝廷的徭役。⑥妻子：妻子儿女。

● 按 语 ●

黄庭坚以"渔父"为题的诗词有多首，这是其中之一。

诗歌首句便描述了一幅浙浙秋风中灰白芦苇随风摇荡的景象，既交代出渔父所处的自然环境，也给全诗带来一种凄凉沧桑感。接下来主人公出场，在波浪悠悠中一个白鬓老翁荡舟而来，那他是怎样的一种状态呢？是飘然而至的逍遥超逸，还是前无古人后无来者的孤独？范蠡与姜尚的典故，给全诗增添了更多的历史厚重感。这里渔父所处的江上这一背景，既是范蠡建功立业后躲避祸患的一种回归，也是姜子牙创立事业的开始。目光从历史的长河中转到现在，天寒日落，两岸渔船相继点起了灯火，开始收回水中捕鱼的钓筒。这里昏黄的渔火与渔家的活动在寒冷的天气中给人带来了许多温暖。是啊，渔父的生活又是多么简单：只要不被田租与徭役所困，船中便会响起妻子儿女的欢笑声。

其实，无论是姜尚创业之初的踌躇满志，还是范蠡功成身退后的含藏内敛，最终都回归简单平淡的生活。家中灯火的温暖，妻子儿女的其乐融融，这样温馨的家庭环境与平和的心境，才有利于养生和长寿。

西江月①·断送一生惟有

黄庭坚

老夫既戒酒不饮，遇宴集，独醒其旁。坐客欲得小词，援笔为赋。

断送一生惟有，破除万事无过②。远山横黛蘸秋波③，不饮旁人笑我。

花病等闲瘦弱④，春愁无处遮拦。杯行到手莫留残⑤，不道⑥月斜人散。

选自《豫章黄先生文集》

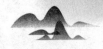

注释————————————————————————————————————

①西江月：唐代教坊曲名，后为词牌名，又名《白蘋香》《步虚词》《江月令》等。②"断送"两句：分别由韩愈的两句诗化用而来。韩愈的《遣兴》中有"断送一生惟有酒，寻思百计不如闲"的诗句；《赠郑兵曹》中有"杯行到君莫停手，破除万事无过酒"的诗句。这里化用两句诗形成对仗工整的诗句，足见其用意之妙，也从侧面表达了酒可消愁，助人排解忧愁抑郁。酒有破除万事的功效。③"远山"句：描绘了酒席上劝酒歌女的情貌。远山：形容女子秀丽的眉毛。《西京杂记》称："（卓）文君姣好，眉色如望远山。"横黛：亦指眉毛。汉代赵飞燕的妹妹赵合德为薄眉，号"远山黛"。秋波：比喻美女的目光澄澈明亮。"蘸"字，描绘了歌女秋波盈盈充满期待地给作者劝酒的场景。④"花病"句：描绘了群花凋零的状态。等闲：无端，平白。花儿如生病一般，无端显示出消瘦的样子。⑤留残：即残留。⑥不道：不顾，不管。

● 按　语 ●

　　此词作于作者被贬谪至黔州之后。词中以作者戒酒后重又饮酒之事为题，表达了韶华易逝、及时行乐的狂放之情。

　　词中先以韩愈的两句诗化裁，来表达酒可消愁及破除万事的巨大功效，接下来通过对歌女情态的描绘来表现其殷殷劝酒之意，为之后的饮酒埋下伏笔。花朵纷纷消瘦凋零，已到春末之时，伤春之情无处排遣。那何不开怀畅饮，一醉方休。何必去管那日晚月斜、曲终人散后的悲凉与落寞呢？词中极力描述了歌女的形象与花落的状态，且将二者对比，将歌女的明亮与花落的消瘦和凋残相对比，暗示了酒席上的光鲜亮丽与作者的悲愁心境。

南乡子①

黄庭坚

　　重阳日，宜州城楼宴集②，即席作。

　　诸将说封侯③，短笛长歌独倚楼。万事尽随风雨去，休休④，戏马台南金络头⑤。

　　催酒莫迟留⑥，酒味今秋似去秋。花向老人头上笑，羞羞，白发簪花不解愁⑦。

选自《豫章黄先生文集》

注释

①南乡子：词牌名，又名"好离乡""蕉叶怨"，原为唐教坊曲名。②"宜州"句：宜州城楼上宴饮集会。宜州：今广西宜州市一带。宋崇宁二年（1103年），黄庭坚以幸灾谤国罪被除名并被拘禁管束于宜州地区。宴集：宴饮聚会。③说封侯：谈论建功立业。④休休：算了吧，算了吧。⑤"戏马台"句：戏马台上如今只剩下镶金的马笼头。戏马台：一名掠马台，项羽所筑，位于今江苏徐州市南。晋安帝义熙十二年（416年），刘裕北征，九月九日聚会于此，赋诗为乐。金络头：有金饰的马笼头。⑥"催酒"句：催促饮酒莫迟疑不决。催酒：即催促饮酒，也称侑酒，宴席上演奏音乐，来为饮酒者助兴。迟留：停留。⑦簪花：在头上插花，古人有在重阳节簪菊的风俗。

● **按　语** ●

　　这首词作于宋徽宗崇宁四年（1105年），是作者贬谪宜州后于重阳节登宜州城楼宴饮集会时即席而作。重阳节登高宴饮，本是件赏心乐事，可是黄庭坚此时已是六十岁的老人，且被贬在偏远蛮荒之境，在此时登高饮酒，应有无限悲凉之意。

　　词分为两阕。上阕首先描述了两幅画面，一为诸将领在侃侃而谈建立功业封公封侯，一为作者在短笛长歌中独倚高楼。色调反差如此强烈，一热一冷，一动一静，更显示出作者的孤高。那作者此时在想什么呢？所有的是非得失都随风雨而去，罢了罢了，还有什么值得说的呢？你看，即使是宋武帝刘裕的戏马台重阳欢宴的盛会，如今不也仅剩下一副金络头了吗？上阕中既有对政治的消极悲观，也透露出人生沧桑之感。

　　下阕一转而变得开朗乐观。开怀畅饮，不要停留哦，酒味的醇香与往年还是一样，莫辜负这大好时光与杯中佳酿。饮至酣处，作者采花插在头上，花却笑他，不羞不羞，白发簪花，又怎能消解忧愁呢？最后一句，在花与人的调侃中，洋溢着生活的幽默与情趣，既有不服老的味道，又透出一丝辛酸。

　　人生总有不如意处。作者身处逆境仍开朗豁达，在感慨悲凉沧桑之际，依然保有幽默的情趣，这种心态有利于养生。

摊破浣溪沙·病起
萧萧两鬓华①

李清照

　　病起萧萧两鬓华，卧看残月上窗纱。豆蔻连梢煎熟水②，莫分茶③。

　　枕上诗书闲处好，门前风景雨来佳。终日向人多酝藉④，木犀花⑤。

选自《漱玉词》

作者简介 ——

　　李清照（1084—约1151）：南宋女词人。号易安居士，齐州章丘（今山东济南市章丘区西北）人。婉约词派代表人物，有"千古第一才女"之称。其所作之词，前期多描述悠闲生活，后期多感叹身世。

注释 ——

　　①摊破浣溪沙：词牌名，一名《山花子》《添字浣溪沙》，为《浣溪沙》之别体，在"浣溪沙"的基础上增字并移韵而成。病起萧萧两鬓华：题名。萧萧：稀疏的样子。这里指鬓发稀疏。华：头发花白。②"豆蔻"句：以豆蔻连带梢煎成茶饮。豆蔻：中药名，又名"白豆蔻"，因其气味芳香，也可入茶。《本草正义》中记载，"其气清芬"，"此物（白豆蔻）气味，皆极浓厚，必不可妄谓其薄，而咀嚼久之，又有一种清澈冷冽之气，隐隐然沁入心脾。则先升后降，所以又能下气，亦与其他辛升者，绝不相同"。熟水：一种以植物或其果实作原料煎泡而成的药用饮料。陈元靓《事林广记》别集卷七之《豆蔻熟水》："夏月凡造熟水，先倾百盏滚汤在瓶器内，然后将所用之物投入。密封瓶口，则香倍矣……白豆蔻壳拣净，投入沸汤瓶中，密封片时用之，极妙。每次用七个足矣。不可多用，多则香浊。"③分茶：宋元时期煎泡茶的方法。注汤后搅茶，使茶汤波纹幻变成各种形状。

宋代杨万里《澹庵坐上观显上人分茶》中有"分茶何似煎茶好，煎茶不似分茶巧"的诗句，可见"分茶"是一种巧妙高雅的茶戏。④酝藉：同"蕴藉"，宽和有涵养的样子。⑤木犀花：即桂花。

● 按　语 ●

　　这首词是作者晚年之作。词中描述了作者大病初起时的情状，却并不沉郁，而是有许多闲散之情。

　　大病初起，看到自己鬓发稀疏且花白，本应感到哀伤，但作者适可而止，并未借此发挥，下面主要讲日常生活中的悠闲之状，也将整首词带向乐观豁达之境。先是卧看残月渐渐爬上窗纱。这里的"卧看"，既符合作者大病初起身体衰弱的情况，也表现出其安闲疏散的心境。斜月初上，豆蔻水的清香在室中袅袅飘散，一派闲适。

　　前面说月，下面说雨，应为不同时间。人在闲暇之时才会感觉枕上诗书的好处，闲散之际，翻翻诗书，别有一番情趣。门前风景在雨来之时更显不同。只有桂花，整日对人表现出温雅含蓄的风度。以拟人手法将桂花写得温润多情，也表现出作者对其喜爱之情。

　　整首词体现了作者怡然自得的心境，虽大病初愈，却闲静无比。

纳凉诗

温革

避暑有妙法，不在泉石间。
宁心①无一事，便是清凉山②。

选自《分门琐碎录》

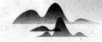

作者简介

　　温革：宋代文人，字叔皮，泉州惠安人，北宋政和五年（1115年）进士。本名温豫，因耻与降金的宋将刘豫同名，后改名为革。历馆阁正字、秘书郎，著《分门琐碎录》，主要内容为农桑、种植、花草、医学等。

注释

①宁心：心中安宁。②清凉山：此处泛指清凉之处。

● 按 语 ●

　　温革的这首诗，说的是"心静自然凉"这个已为医学与心理学所证明了的消暑驱热方法。心中的宁静，可以让人们在炎炎酷暑之际，感受到沁人心脾的清凉。这首诗同白居易《消暑诗》中的"散热由心静，凉生为室空"一脉相通。可以看出古人无论在养生还是消暑方面，均十分重视心理及精神方面的因素。

　　温革在《分门琐碎录》中也曾提出过其他养生要诀，如"酒多血气皆乱，味薄神魂自安。夜漱却胜朝漱，暮餐不若晨餐。耳鸣直须补肾，目暗必须治肝。节食自然脾健，少思必定神安"等。从较为通俗的角度去理解养生，有一定的道理，对现代人养生可提供借鉴。

铭　座①

陆游

天下本无事，庸人实扰之。

吾身本无患，卫养②在得宜。

一毫不加谨，百疾所由滋。

人生快意事，噬脐③莫能追。

汝顾不少忍，杀身常在斯。

深居勿妄动，一动当百思。

每食视本草，此意未可嗤。

赋诗置座右，终身作元龟④。

选自《放翁集》

作者简介

　　陆游（1125—1210）：南宋爱国诗人。字务观，号放翁，越州山阴（今浙江绍兴）人。其诗与尤袤、杨万里、范成大齐名，称"南宋四大家"。

注释

①铭座：座右铭，刻写在座位旁边的格言。②卫养：保养。③"噬脐"句：自己咬自己的肚脐，够不着。比喻后悔不及。常作"噬脐莫及"或"噬脐无及"。噬：咬。④元龟：因龟壳能占卜吉凶，此处比喻可作借鉴的事。

● 按　语 ●

陆游一生极为注重养生，享年近九十岁，晚年总结养生经验，写了很多养生诗。此诗便是其中一首。

诗歌的末尾写道，要将此诗置于座位右边，作为座右铭时刻借鉴并警醒自己。那是什么样的养生方法值得作者如此呢？首先，作者借"庸人自扰"来说明天下间的许多麻烦事，都是庸人自己烦扰而来，事情的根源在于自己，也从侧面说明，养生也全仰赖自己。下面则正面阐述，我们的身体是没有疾患的，只要保养得宜。如何养生？重在二字：谨和忍。谨，则谓凡事需要谨慎，一刻不注意，疾病便由此滋生，更别说放任自我，只能追悔莫及。忍，与谨相似。深入简出，不要轻举妄动，否则会带来杀身之祸。再者，就是要按照本草来进食，调理身体，也就是咱们现在常说的按照科学的方法进食。养生之法看似容易，其实要时时刻刻谨慎小心，何其困难，所以陆游要将其作为座右铭常常提醒自己。这应该也是作者长寿的原因。

春　晚

陆游

门巷萧条①老病侵，春晴方快又春阴。

啄吞自笑如孤鹤，导引何妨效五禽②。

雨洗杏花红欲尽，日烘杨柳绿初深。

雏莺宁有平生旧，也傍茆檐③送好音。

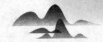

选自《放翁集》

注释──────────────────────────

①萧条：冷落。②"导引"句：导气养生何不仿效虎、鹿、熊、猿、鸟来做五禽戏呢？导引：导气引体，古代道家的养生术，为躯体运动配合呼吸达到疏导气血养生的目的。近年出土的西汉帛画有《导引图》。③茆（máo）檐：即茅檐。

● 按 语 ●

这首诗是陆游八十一岁时所作，描写了他晚年生活的日常情景。首句似乎有些沉重，萧条的门巷、衰老的诗人、顽固的疾病，再加上春季阴郁的天空，呈现出一派阴暗沉闷的景象。接下来诗风渐渐转至明朗，一个揶揄调侃的句子化解了之前的沉郁：笑自己吞啄食物的样子如孤老的鹤，那何不真的学学猿、鸟等动物来导气养生呢？下面对景致的描绘也颇为工整传神。杏花欲衰颜色转淡，诗人却说是春雨欲将其红色洗尽。春深，杨柳绿色渐浓，诗人则认为是太阳的烘热逐渐染绿了杨柳。一个"洗"字，一个"烘"字，以拟人的手法，既表现出春雨与暖阳对花与树的作用，也将二者表现得好似情意融融，这也是诗人自己的情感体现！雏莺难道也是旧相识吗？依傍房檐为我送来婉转的歌声。最后一句，更是表现了诗人对自然界的热爱与依恋。对万物充满情意，从崭新的视角看到大自然一片清新，生命历久弥新，这就是长寿的意义吧。

163

秋 懷①

陆游

心常凝不动，形要小劳之。

活火闲煎茗②，残枰③静拾棋。

晒书朝日出，丸药昼阴④移。

意适还休去，悠然到睡时。

选自《放翁集》

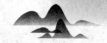

注释

①秋懷（ràng）：秋季禁忌，即入秋谨慎对待养生之道。懷：畏惧，忌惮。②"活火"句：悠闲地烹茶。活火：有焰的火。③残枰（píng）：残棋。枰：棋盘。④昼阴：白昼阴暗处。

● 按 语 ●

这首诗讲了秋季养生之要领。

首句说到心与形的关系：心须常凝不动，形体则要时刻小劳。小劳，不至于疲累，气血常保持通畅，也就不易生病。陆游在其他诗中描述了"小劳"的活动，如"整床拂几当闲嬉""一帚常在旁，有暇即扫地"等。这些活动，既能活络筋骨，又可调畅气血，随时随地可以进行，是保持健康的简易良方。

接下来，便是对首句的阐释。活火烹茶，捡拾残棋，日出晒书，将丸药挪至阴暗处，这些活动，即小劳，而其中"闲""静"二字，则表现出作者在做这些事时心中闲适沉静的状态。最后一句中的"意适"和"悠然"，则进一步强调了保持悠闲心态对安然入眠的重要意义。

残年（其一）

陆游

残年垂八十，高卧岂逃名^①。
泥巷多牛迹，茅檐有碓^②声。
炊菰觞父老^③，煮枣哺雏婴。
遣戍^④虽传说，何时复两京？

选自《放翁集》

注释

①"高卧"句：隐居不出仕哪里是在逃避名声之累呢？高卧：指隐居不仕。逃名：逃避声名。
②碓（duì）：木石做成的捣米器具。③"炊菰"句：烹煮菰米，用酒食招待父老乡亲。
菰（gū）：多年生草本植物，生在浅水，嫩茎称"茭白"，可作蔬菜，果实称"菰米""雕
胡米"，可煮食。觞（shāng）：古代酒器。这里指用酒食招待客人。④遣戍：放逐罪
人到边地、军台戍守。这里指战争准备。

 ● 按　语 ●

作者为我们描绘了其将近八十岁老翁的生活。

隐居不仕并非为逃避名声，而是真的热爱乡居生活。你看，泥泞的小巷
中满是牛马的足迹，矮小的屋檐下传来阵阵捣米声。首句以声写静，描述出一
幅宁静的田园生活画面。当然，田园生活既有静谧与安宁，也有喧闹与温馨。
烹饪菰米，以酒食来招待父老乡亲，煮熟枣子来喂养幼小的婴儿。从这些描述
可见，作者对乡居生活是有着浓浓的感情的，在其中生活也透露出满满的幸福
感。那唯一让作者忧心与记挂的是什么呢？虽然大家都在传述朝廷派人戍守边
关之事，但什么时候才能真正收复两京呢？从诗中我们可以看到，一个安于田
园生活的八十岁老翁，仍怀有一腔对国家和百姓的深情大爱。

残年（其二）

陆游

残年光景易骎骎①，屏迹②江村不厌深。
新麦熟时蚕上簇③，晚莺啼处柳成阴。
短檠④已负观书眼，孤剑空怀许国⑤心。
惟有云山差⑥可乐，杖藜⑦谁与伴幽寻？

选自《放翁集》

注释

①骎骎（qīn qīn）：马疾速奔驰的样子。这里指时光飞逝。②屏迹：隐迹。这里指隐居。
③上簇：蚕发育到成熟的后期，停止吃东西，就将其移至簇上，使之吐丝作茧，称为"上簇"
或"上山"。簇：供蚕作茧的设备，多用草木植物的秆扎成，又名"蚕山"。④短檠（qíng）：
矮灯架。这里借指小灯。⑤许国：将一身奉献给国家，报效国家。⑥差：比较，略微。
⑦杖藜（lí）：拄着手杖行走。藜：野生植物，茎坚韧，可为杖。

● 按 语 ●

　　陆游以"残年"为题的诗有三首，这是其中之一。这首诗与上面一首
《残年》虽有五言、七言的不同，但立意相似，仍旧表现出对田园生活的
热爱与对国事的忧虑。

　　晚年更觉时光飞速奔驰，隐居于江村也不嫌其深远荒僻。新麦成熟的
时候，蚕也被移至簇上吐丝作茧，晚莺啼叫之处柳树成荫。这里以农事活
动与自然景物来表现乡村生活，既安详宁静又生机勃勃。接下来两句，既
反映出作者的日常活动——观书、舞剑，也饱含着作者的种种情绪。"已
负""空怀"，将作者观书无用、报国无门的怨愤与遗憾表现了出来。只有
云海与青山勉强可让人愉悦，拄着手杖，谁能伴我寻觅清幽之境？

村饮（二首）

陆游

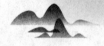

（一）

不来东舍即西家，野老逢迎一笑哗①。
试说暮年如意事，细倾村酿②听私蛙。

（二）

无念无营③饱即嬉，老翁真个似婴儿。
昏钟④未动先酣枕⑤，日上三竿是起时。

选自《放翁集》

注释

①"野老"句：与村子里的老人往来谈笑。野老：村野老人。逢迎：迎接，接待。笑哗：大声谈笑。②"细倾"句：仔细倾倒农家自酿的美酒，侧耳倾听窃窃私语的蛙鸣声。村酿：农家自酿的酒。③无念无营：没有任何思虑与谋划。营：谋虑，思虑。④"昏钟"句：未到黄昏时分已然酣睡于枕上。昏钟：即黄昏时分。⑤酣枕：酣睡。

● 按 语 ●

陆游以"村饮"为题的诗作有十余首，这两首描写了他暮年生活的惬意，虽名为"饮"，却并未直接叙述饮酒的情形，反而通过细节的刻画让人感到饮酒的气氛及酒后的适意。

作者暮年最感如意之事便是细细斟满农家美酒，侧耳倾听池塘中鸣蛙私语。"细"字表现出对农家自酿的珍惜，"私"字则描述出自然的静寂及作者对此情此景的深爱。结合前面对气氛的描述，可以想见作者晚年融入农村生活，与乡民其乐融融的景象。

第二首诗表现出作者晚年生活的快意。没有任何的思虑与经营，吃饱了即可自玩自乐，老年生活真是与婴儿无异：无忧无虑，自得其乐。"酣"字，既表现出饮酒之乐，也描述了睡眠之沉。未到黄昏时分已然酣睡于枕上，日上三竿起床亦无不可，生活真是随心所欲啊！

冬晴行园中

陆游

冬温光景如春妍①，暮年强健胜壮年。

手推园门拂石坐，岂暇为客思无毡②。

残芜③未死更郁郁④，晚菊欲槁⑤犹鲜鲜⑥。

闲愁⑦正得酒弹压⑧，此夕预知当熟眠。

选自《放翁集》

注释——————————

①如春妍：如春光般妍丽。妍（yán）：美丽，皎洁明亮。②毡：用羊毛等做成的毯子似的东西，用以充当坐卧时垫在身下防寒的工具。③芜：杂乱丛生的小草。④郁郁：繁盛的样子。⑤槁：干枯。⑥鲜鲜：美好鲜丽的样子。⑦闲愁：没有缘由的忧愁。⑧弹压：控制，制服，镇压。这里指压制。

● 按 语 ●

　　陆游在多首作品中都曾提到过自己暮年强健胜似壮年，这与他一生注重养生密切相关。陆游注重养生的一个方面体现在其喜爱畅游于自然之中，亲近自然。那作者眼中的自然是怎样的一番景象呢？

　　冬日晴暖如春天般妍丽，经冬未死的乱草反而显得特别茂盛，欲要枯槁的晚菊越发鲜艳绚丽。本来冰冷死寂的冬日，在作者笔下反而生机勃勃、光鲜亮丽。作者面对如此的景象，感到非常欣喜。推开园门，拂去石上尘土便坐，哪里有空闲来想是否需要毡垫呢？既从中可见作者身体健朗——暮年坐在石头上不需要毡垫，也表现出他的随性。那最后的"闲愁"，或许只是为饮酒找了个借口，酒后的熟眠倒是作者可以预见的！作者眼中看到的多是自然中生机盎然的景象，再加上个人随性的态度，生活无处不闲适。这也许就是陆游长寿的秘诀。

灌 园①

陆游

八十身犹健，生涯②学灌园。

溪风吹短褐③，村雨暗衡门④。

眼正魔军⑤怖，心安疾竖⑥奔。

午窗无一事，梨枣弄诸孙。

选自《放翁集》

注释

①灌园：浇灌园圃。②生涯：原谓生命有边际、限度，后指生命、人生。③短褐：粗布短衣。一般为古代贫贱者或僮竖的服装。④衡门：横木为门。指作者所居简陋的房屋。⑤魔军：泛指由魔鬼组成的军队。这里指邪物。⑥疾竖：病魔。竖，指病魔、疾病。

● 按 语 ●

陆游自述八十岁学习浇灌园圃的技术，溪风吹起身上的粗布短衣，雨水打在简陋的小屋上，显得一片昏暗。"暗"字，既活用为动词，表现出风雨对小屋的影响，也引出了下文。只要眼中满是正气，即使是由风雨组成的魔军也会感到惧怕，心中安定则病魔就会四散奔逃。午后的窗前无任何事情，于是便用梨枣等瓜果来逗弄孙儿。

全诗共八句，每两句组成一个画面，从学习浇灌园圃，到风雨如晦，再到作者的正气凛然，以及最后的逗弄孙儿，作者似乎随笔书来，每个画面和境界都不相同，但却前后贯通、衔接紧密。作者从日常生活中给我们阐述了养生的奥妙：一身正气、内心安定及家庭和睦。

闲居初夏午睡起二绝句

杨万里

（一）

梅子留酸软齿牙^①，芭蕉分绿与窗纱^②。

日长睡起无情思^③，闲看儿童捉柳花^④。

（二）

松阴一架半弓苔^⑤，偶欲看书又懒开。

戏掬^⑥清泉洒蕉叶，儿童误认雨声来。

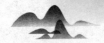

选自《杨诚斋集》

作者简介

　　杨万里（1127—1206）：南宋诗人。字廷秀，号诚斋，吉水（今属江西）人。其诗与陆游、尤袤、范成大齐名，称"南宋四大家"。他的诗歌构思新巧、语言通俗明畅而自成一家，在当时被称为杨诚斋体。

注释

①"梅子"句：梅子的酸味尚遗留在牙齿中，酸倒了齿牙。梅子：又称青梅，一种极酸的水果。软：酸软。②"芭蕉"句：芭蕉将绿色分与窗纱。这里指芭蕉的绿色映衬在窗纱上，似欲将绿色分给它。③无情思：无情绪，感觉百无聊赖。④柳花：柳絮。⑤"松阴"句：一片松阴下长着半弓的苔藓。一架：量词，形容松阴。半弓：半弓之地，形容面积极小。弓：古时丈量地亩的器具，后为丈量地亩的计算单位。一弓等于1.6米。⑥掬：两手捧。

● 按　语 ●

　　初夏之时，午睡醒来，百无聊赖之际，人们会做些什么呢？齿牙中还残留着梅子的酸味儿，芭蕉的绿色映在窗纱上，一片绿意盎然的景象。长日漫漫，睡起不知做什么，就悠闲地看那儿童追逐漫天飞舞的柳絮吧。松阴下长着一小片苔藓，想要看书却忽然失了兴致，懒得翻开，于是便随手捧起清泉水洒在芭蕉叶上，没想到却惊动了正在玩耍的儿童，还以为是淅淅沥沥的雨声。

　　初夏的午后被作者悠闲道来，生活的情趣跃然纸上。作者慵懒闲适的情绪、恬静自适的心情和心中的童趣无不清晰地展现了出来。是啊，只要对生活充满热爱，无论年纪高低，总能以一颗童稚之心去发现快乐，时时刻刻被生活中的场景打动。

丙寅①人日②送药者
周叔亮归吉水县③

杨万里

拔草不拔根，塞水不塞源。

忽然草生更水长，败却禾稼仍滔天。

老夫昔岁得淋疾，初谓一日今两年。

服药六千六百瑂④，望舒⑤二十二回圆。

偶逢周郎顾，一咏擒二竖⑥。

发药何用多，刀圭起沉痼⑦。

向来肝肠痛如割，今来疾痛全然脱。

捉著根源尽扫除，周郎神医天下无。

选自《杨诚斋集》

注释—————————————————————————————————

①丙寅：丙寅年，干支纪年，应为1206年。②人日：农历正月初七。③吉水县：今江西吉水，作者的家乡。④瑂：同"盏"，小杯子。⑤望舒：月亮。⑥二竖：病魔、疾病。见本书《灌园》篇注释⑥。⑦刀圭起沉痼：极少的药剂就治好了积久难治的疾病。刀圭：中药的量器名，一撮药大概有四刀圭。这里指极少的药物。沉痼（gù）：积久难治的病。

● 按　语 ●

　　这是一首歌咏医家的诗。作者抛却之前含蓄幽默的风格，饱含热情地对周叔亮送药治好自己旧疾的事迹进行了歌颂。

　　作者先以两个比喻来说明之前治疗的无效，正如拔草未除根、塞水不塞源，一旦草生水长，则会带来更大的伤害。接下来作者叙述自己得病及治疗的过程。这一年，杨万里已是八十岁高龄，患淋疾两年，本以为短时期就能痊愈的疾病，持续了很长时间，其间服用了大量药物，看到一次又一次月圆，疾病却没有丝毫好转，心中十分绝望无助。"望舒二十二回圆"，形象地展示了作者盼望疾病痊愈的情景，看着月亮圆了一回又一回，一月又一月过去了，病什么时候才能好呢？我们也可从中体会出病痛给作者带来的苦楚。偶然碰到周郎，用一点药物就治愈了沉疴，谈笑间擒得病魔。原来痛如刀割的肝肠，如今疾苦完全消除，作者感觉一身轻松。从这两句可见作者被治愈时的欣喜之情。最后一句全无修饰，用简朴的语言表达了作者对周叔亮的感激与赞颂之情。

病后觉衰

杨万里

病著初无恼，安来始觉衰。

人谁长健底①，老有顿②来时。

山意凄寒日，秋光染瘦诗。

小松能许③劣，学我弄吟髭④。

选自《杨诚斋集》

注释————————————————————————————————————

①底：同"的"。②顿：立刻。③能许：如此，这样。④髭：胡须。

● 按 语 ●

人生在世总会遇到或大或小的疾病，那么作者在病中是怎样的心态呢？

疾病缠身时倒没什么烦恼，可病愈后反而开始觉得虚弱。谁能永保康健呢？没想到衰老的到来是如此突然。看到自己逐渐衰弱的样子，作者此刻的心情是哀伤沉重的，于是所见到的景色也染上了一片苍凉之意。群山在寒冷的日色中显得一片凄凉，深秋的风景使我的诗句也显得枯瘦起来。这两句写得很妙，一个"凄"字，一个"染"字，精炼传神，既将群山与寒日、秋光与诗句间的动态表现了出来，也将自己凄清悲哀的心境完全揭示出来。看到这里，我们能感觉到作者沉浸在大病初愈却看到自己逐渐衰老的悲伤心境之中。但在最后一句，作者笔锋一转，将整首诗的风格带向豁然与达观。小松是如此的顽劣，竟然学我作诗时摆弄胡须的样子。这里将小松随风摇摆的样子拟人化，既充满了情趣，也纾解了因衰老带来的悲伤抑郁的情绪。

不寐四首（其一）

杨万里

暗虫夜啼不肯停，直从黄昏啼到明。

不知计论底事著①，为复怨嗟②谁子生。

至竟③通宵千万语，真实只是两三声。

唧唧唧唧复唧唧④，此外何言君试听。

选自《杨诚斋集》

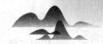

注释

①"不知"句：不知道它们在商议讨论什么重要的事情呢？计论：计议讨论。底事：何事。著：显著，重要。②怨嗟：怨恨叹息。③至竟：直到最终。④唧唧：虫鸣声。

● 按 语 ●

你曾经失眠过吗？是否为了失眠而烦恼呢？那来看看作者是如何度过失眠之夜的吧！

睡不着时各种声响便更加清晰，夜晚的小虫一声声地啼叫不肯停息，从黄昏一直到天明。那些夜虫在谈什么呢？是在商议什么重要的事情，还是在叹息谁家又生了孩子？它们谈了一个通宵，感觉说了千言万语，其实也只有那么两三声。一声一声又一声，此外又说了些什么你试着听听。

从"直从黄昏啼到明"一句可知，作者真的是整夜未睡，听着夜虫的鸣叫是不是会感到心烦呢？可是他接下来笔锋一转，开始探讨夜虫鸣叫的内容：它们到底在谈论什么重要的事情呢？本来令人烦恼无奈的情景，经过作者的描述变得幽默而充满情趣。可见，只要拥有乐观的心境，即使是让人烦躁的事情也会变得妙趣横生。

不睡四首（其二）

杨万里

望后更深月未明①，暗蛩②冻得总无声。
闲心③幸自清如水，万感还从不睡生。

选自《杨诚斋集》

注释

①"望后"句：农历十五后夜深了月还未明。望：望日，古代以月来纪日的方法，指月圆那一日，通常为农历十五。更深：夜深。月未明：由于农历十五后月出较晚，所以夜深了月还未明。②暗蛩：夜里的蟋蟀。蛩：蟋蟀。③闲心：闲适的心情。

● 按　语 ●

作者这一天又睡不着了。正如他在《不睡四首》（其一）所述："夜永无眠非为茶，无风灯影自横斜。拥褥仰面书帷薄，数尽承尘一簟花。"长夜难眠并非因为饮茶。睡不着时，便会关注到自己所处的环境等方面。在《不睡四首》（其一）中，作者看到了无风时横斜的灯影，拥被仰面观察书斋的帷帐，细数帐幕上的片片竹花。而这首诗也从月亮写起，夜深了，月还是朦朦胧胧的样子，于是让人想起今日已过了农历十五，所以月出较晚。不像《不寐四首》（其一）中所描述的"暗虫夜啼不肯停"，这时却是"暗蛩冻得总无声"，蟋蟀因天凉而冻得不发出一丝声息。在这两句中，作者已经给我们交代了时间，应该是在农历十五之后的某个深夜，他躺在床上难以入睡，但却未感到任何烦扰。夜凉如水，幸而闲适的心情也如清凉的泉水，所有的感触都由这不睡而产生。最后一句，给我们留下了无尽遐想。

丑奴儿·书博山道中壁①

辛弃疾

少年不识愁滋味，爱上层楼②。爱上层楼，为赋新词强说愁③。

而今识尽愁滋味，欲说还休④。欲说还休，却道天凉好个秋。

选自《稼轩词》

作者简介

　　辛弃疾（1140—1207）：南宋词人。字幼安，号稼轩，历城（今山东济南）人。其词艺术风格多样，而以豪放为主。热情洋溢，慷慨悲壮，笔力雄厚，与苏轼并称为"苏辛"，与李清照并称"济南二安"。

注释

　　①丑奴儿：词牌名。又名《采桑子》《丑奴儿令》《罗敷媚》《罗敷艳歌》。博山：在今江西上饶市广丰区西南处。淳熙八年（1181年），辛弃疾被罢官而退居上饶时，常过此地。②层楼：高楼。③"为赋"句：为了写一首新词，无愁而勉强说愁。强：勉强。④欲说还休：想说却最终未说。

● 按　语 ●

　　这首词写于作者被弹劾罢官后闲居于带湖时期。他登上博山，登高远望，想起少年时与如今完全不同的心境，于是写下了这首词。

　　少年时，并不真正了解忧愁是什么，常喜爱登上高楼远眺。上得高楼后，看着万里江山，为作一首新词而勉强表现忧愁。而今，尝尽了忧愁的滋味，想说却难以开口。说不出心中的愁苦，只好感叹：好一个凉爽的秋日啊！

辛弃疾二十一岁便组织反抗金军，其英勇行为得到宋高宗的赞许。宋孝宗时，他所写的大量抗金北伐建议，在当时深受称赞，被广为传诵，因此被朝廷委以重任。但步入中年，辛弃疾却一再被弹劾、被罢黜，报国之志难酬，"一腔忠愤，无处发泄"，可以想见其心中的愁闷。这里贯穿全词的"愁"，主要是指忧国忧民之愁。

这首词广为流传的主要原因，还在于它对于少年与中老年忧愁心态的描述之准确。少年之愁，有更多刻意的成分，其实涉世未深，并不真正了解忧愁的滋味。反而随着年纪渐长，在饱经沧桑后，却再难开口道出心底的那份忧愁与沉重，只得转言其他。

菩萨蛮·赏心亭为叶丞相赋①

辛弃疾

青山欲共高人语②，联翩万马来无数③。烟雨却低回④，望来终不来。

人言头上发，总向愁中白。拍手笑沙鸥⑤，一身都是愁。

选自《稼轩词》

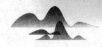

注释

①菩萨蛮：词牌名，本为唐教坊曲，也用作曲牌，亦作《菩萨鬘》，又名《子夜歌》《重叠金》《花间意》《梅花句》《花溪碧》《晚云烘日》等。赏心亭：位于江苏南京市秦淮区水西门广场西侧外，始建于宋代，后曾数毁数建。叶丞相：叶衡，字梦锡，婺州金华（今属浙江）人，于淳熙元年冬入京拜相。②"青山"句：青山欲与品行高尚之人交谈。高人：才识高超、品行高尚之人。苏轼《越州张中舍寿乐堂》中有"青山偃蹇如高人，常时不肯入官府。高人自与山有素，不待招邀满庭户"的诗句。③"联翩"句：如万马奔腾般接续而来。联翩：形容连续不断。④低回：徘徊，流连。⑤沙鸥：栖息于沙滩、沙洲上的鸥鸟。因全身皆白，故下文有"一身都是愁"。

● 按　语 ●

此词上阕言景，下阕写情，景中有情，情中含景。

上阕首先描述了赏心亭中所见。青山想要与高人交谈，因此如万马奔腾般接续而来。却忽而在烟雨中徘徊不前，看着要来却终未到来。这里的高人，即叶丞相。"联翩万马来无数"把青山之静景写得动感十足、活灵活现，且将青山与高人交流之迫切表现了出来。接下来在烟雨中徘徊不前、欲语还休的状态，则以青山的动态变化来映衬作者的壮志难酬。"烟雨"一词则暗示了政治环境的不明朗与压抑。在上阕中,我们既能感受到作者饱含的报国热情,也理解其身处于"烟雨"环境中的委屈与郁闷。"望来终不来"一句,包含着多少期待与失望啊!

下阕转而描述情感,语气也从上阕的怅惘转为诙谐幽默。人们总说头上的白发是因愁而生,那水上沙鸥通体皆白,岂不是全身都是愁吗?虽是情语,但从中我们既能看到作者拍手嬉笑的情态,也能看到作者为国事忧虑而日益增生的丝丝白发。

清平乐①·村居

辛弃疾

茅檐②低小，溪上青青草。醉里吴音相媚好③，白发谁家翁媪④？

大儿锄豆⑤溪东，中儿正织鸡笼。最喜小儿亡赖⑥，溪头卧剥莲蓬。

选自《稼轩词》

注释

①清平乐（yuè）：词牌名，原为唐教坊曲名，又名《清平乐令》《醉东风》《忆萝月》，为宋词常用词牌名。②茅檐：茅屋。③"醉里"句：酒醉中用温软的吴地方言相互逗趣调笑。吴音：吴地方言。相媚好：相互逗趣。④翁媪（ǎo）：老翁与老妇的并称，也指年老的父母。⑤锄豆：锄掉豆田中的杂草。⑥亡（wú）赖：指小孩顽皮、淘气。亡：通"无"。

● 按 语 ●

这首词作于辛弃疾闲居于带湖期间。词中以简洁明快的笔调和白描的手法描绘了一幅田园生活的画卷。上阕先交代了背景：低矮的茅草小屋，屋旁小溪蜿蜒流淌，溪水两旁绿草青青。我们先是听到了吴侬软语相互调笑的声音，接着画面推近，看到一对白发的老翁与老妇亲热地坐在一起喝酒聊天。上阕将农居生活的宁静闲适表现了出来。

下阕描述家中的年轻人。大儿子在溪水东边锄草；二儿子在家中编织鸡笼；小儿子年纪最小，也最活泼可爱，只见他趴在溪头，正认真地剥着莲蓬。一个"卧"字，将小儿子天真顽皮的形象生动刻画了出来。

整首词洋溢着浓浓的村居气息，让人从中感受到作者对这种平静生活的喜爱与向往。

西江月·示儿曹以家事付之①

辛弃疾

万事云烟忽过，百年蒲柳②先衰。而今何事最相
宜？宜醉宜游宜睡。

早趁催科了纳③，更量出入收支。乃翁依旧管些
儿④，管竹管山管水。

选自《稼轩词》

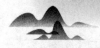

注释

①示儿曹以家事付之：又作"以家事付儿曹示之"，将家务事交付给自家儿辈。儿曹：
自家儿辈。②蒲柳：水杨，一种入秋就凋零的树木。因其过早凋零，所以作者以此来比
喻自己早衰。《世说新语·言语篇》："顾悦与简文同年而发早白。简文曰：'卿何以
先白？'对曰：'蒲柳之姿，望秋而落；松柏之质，经霜弥茂。'"③"早趁"句：及
早趁官府催租前就交纳完毕。催科：官府催缴租税。了纳：向官府交纳完毕。④"乃翁"
句：你父亲我还能管些事情。乃翁：你的父亲。些儿：少许，一点儿。

● 按　语 ●

这首词作于辛弃疾晚年退居江西铅山时期。

词作仅用一句话将往事揭过：万事像云烟一样飘忽而过。"云烟"一
词给人一种轻浅疏淡感，看似轻松，但其中又包含着多少深重的感慨呢！
次句将自己比作入秋的蒲柳，身体瘦弱，过早地表现出衰老的样子。那现
在什么事最相宜呢？最适宜饮酒、游玩与睡眠了。

下阕，作者便开始向儿子交代家事了。农事忙完后，要及时缴粮纳税，
妥善安排一家人的收入和支出。你父亲我还会管些事情，就管管竹林、青山
与绿水吧！作者诙谐地表达了自己今后要寄情于山水、感受自然的愿望。

卜算子①·齿落

辛弃疾

刚者不坚牢，柔者难摧挫②。不信张开口了看，舌在牙先堕。

已阙两边厢③，又豁中间个。说与儿曹④莫笑翁，狗窦从君过⑤。

选自《稼轩词》

注释————————————————————————————————————

①卜算子：词牌名，又名《卜算子令》《百尺楼》《眉峰碧》《楚天遥》等。②摧挫：折断。③"已阙"句：已经缺了两侧的牙齿。阙：同"缺"。两边厢：两旁，两侧。④儿曹：儿辈，孩子们。⑤"狗窦"句：稀落的牙齿似狗洞一般，可以任凭你们进出玩耍了。狗窦：狗洞。从：任凭。

● 按　语 ●

这首词作于辛弃疾被贬后闲居于带湖时期。人年纪大了，牙齿脱落，不免感到悲哀。而作者却以诙谐的笔触调侃自己齿落一事，足见其心胸之豁达。

上阕，作者以通俗的语言重述了《说苑》中所讲的"舌以柔存，齿以刚亡""刚容易受损，柔才可长存"的道理。

下阕，作者先描述牙齿脱落的情况：两侧牙齿已经缺失，中间的一个又残缺了。可想而知，小孩子见到豁齿的作者估计是嬉笑不止的。接下来，作者告诉孩子们：你们可别笑话老头子我了，我这个稀稀落落的牙齿像个狗洞一样，可以让你们从中进出，尽情玩耍！

面对无法预料的事情，只要有一颗开朗达观的心，生活仍会充满乐趣！

除 夕

葛起耕

爆竹传声又岁除，流年不驻隙中驹①。
屠苏②未用斟春酒，馎饦先教促晓厨③。
彩绚户庭更郁垒④，欢传院落竞樗蒲⑤。
老来乐事关心懒，吟对梅花捻断须。

选自《南宋群贤小集》

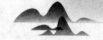

作者简介 ———

　　葛起耕：字君顾，号桧庭，丹阳（今属江苏）人。诗存三十余首，大多抒写异乡漂泊、怀才不遇的悲苦。

注释 ———

　　①"流年"句：如水般流逝的光阴从不曾停驻，如过隙白驹般匆匆。流年：如水般流逝的光阴、年华。驻：停驻，停留。隙中驹："隙驹"，出自《庄子·知北游》"人生天地之间，若白驹之过隙，忽然而已。"人生天地之间，就像白色马驹跃过缝隙一般，匆匆即逝。后以白驹过隙，或驹隙、隙驹等来比喻易逝的光阴。②屠苏：药酒名。古代风俗，农历正月初一饮屠苏酒。③"馎饦"句：馎饦已经先催促厨房早早做来。馎饦（bó tuō）：汤饼的别名。古代一种水煮的面食。教：让，令。④"彩绚"句：绚丽多彩的庭院中，家家都在更换春联。彩绚：绚丽多彩。户庭：户外庭院，泛指门庭，家门。更：更换。郁垒（lǜ）：门神名，这里代指春联。⑤樗（chū）蒲：亦作"摴蒲"。古代一种博戏，民间赌输赢决胜负的游戏，投掷有颜色的五颗木子，以颜色决胜负，类似现在的掷骰子。

● 按　语 ●

　　与梅尧臣《除夕与家人饮》中描写除夕的诗句相比，这首诗更有烟火气，更能表现出过年的热闹与欢庆。

　　在爆竹声中，新的一年到来。以"爆竹声"起笔，首先将热闹的气氛渲染了出来。大家忙着备春酒，厨房中也在准备过年的各种食物，绚丽多彩的庭院中人们在更换春联，游戏中不时还有阵阵欢笑声传来。作者看着节日里人们的欢乐笑闹，心情舒畅，但却因年长而无心参与其中，只能对着梅花一边吟诗一边捻断髭须。

　　作者宁静安详的背影与除夕热闹的气氛形成了鲜明的对比，但却无一丝孤寂之感，有的只是作者作为老人对这种生活的满足与泰然。

访赵东野

戴复古

竭来问讯病维摩①，花满溪堂竹满坡。

发秃齿危俱老矣，人高诗苦奈穷何。

四山便是清凉国②，一室可为安乐窝③。

犹有忧时④两行泪，临风挥洒湿藤萝。

选自《石屏诗集》

作者简介

　　戴复古（1167—？ ）：字式之，常居南塘石屏山，故自号石屏、石屏樵隐，台州黄岩（今属浙江）人，诗人。一生不仕，长期浪游江湖，后归家隐居，卒年八十余，是一位长寿诗人。

注释

　　①"竭来"句：来问候生病的居士。竭（qiè）来：来。竭，句首助词，无实义。问讯：问候，慰问。维摩：佛经中人名。《维摩诘经》中说他和释迦牟尼同时，是一位大乘居士，曾以称病为由，向释迦遣来问讯的舍利弗和文殊等宣扬教义。这里指赵东野。②"四山"句：四面环山，清净凉爽。四山：四面青山。清凉国：清净凉爽的地方。③安乐窝：宋代邵雍，自号安乐先生，隐居在苏门山（在今河南辉县），为其居处取名"安乐窝"。后来他迁到洛阳天津桥南仍用此名，后泛指安逸舒适的住处。④忧时：忧念时事，心忧国事。

● 按　语 ●

　　这首诗描述了生病期间赵东野的状态，其实也是作者自己生活的写照。首句即说明作诗缘由，即前来慰问病中的隐士。作者戴复古也一生未出仕，为隐居状态，所以其生活与赵东野相类。首先映入眼帘的，便是临溪堂舍中的鲜花和路旁斜坡上的翠竹。堂舍建于小溪旁，足见其清幽。鲜花与竹林相互映衬，呈现一幅色彩鲜丽的图画。以竹的形象衬托出隐士的高雅闲适之情，正如苏轼所言："宁可食无肉，不可居无竹。"接下来，画面转到发秃齿豁的一个老者身上。一个"俱"字，将作者自己也包含在内：咱们都老了啊！虽老，但却孤高，诗中也多有穷困高洁之态，这又能如何呢？即使穷困，四面青山仍带来清净凉爽，小小的居室就可以成为我们的安乐窝。只有忧念国事时的泪水，临风挥洒弄湿了藤萝。这里，我们看到穷困而清雅安闲的隐士，年老时仍为国事忧心的拳拳报国之心。

同儿辈赋未开海棠①

元好问

枝间新绿一重重②，小蕾③深藏数点红。
爱惜芳心④莫轻吐⑤，且教桃李闹春风⑥。

选自《元遗山先生全集》

作者简介

元好问（1190—1257）：字裕之，号遗山，秀容（今山西忻州）人。金末元初时著名的文学家、历史学家。著有《遗山集》等。

注释

①同儿辈赋未开海棠：与后辈一起为未开的海棠赋诗。儿辈：孩子们，后辈。赋：作诗。②一重重：一重又一重，一层又一层，形容绿叶繁盛。③小蕾：小小的花蕾。④芳心：花蕊，花心。这里一语双关，也指女子的情怀。⑤轻吐：轻易地吐放、开放。⑥"且教"句：就让那些桃李在春风中开放吧！且教：还是让。教：使，令。闹春风：在春风中争奇斗艳。闹：繁盛，繁茂。

● 按 语 ●

一开始，作者就给我们描绘了一幅清新妍丽的画面。绿，是新绿，即初春的嫩绿，且是一重一重、层层叠叠的，其中藏着海棠蓓蕾的几点深红。"新绿"与"深红"，"一重重"与"数点"，构图巧妙、色彩鲜亮。而"深藏"一词，也为后文做了铺垫。为何要深藏，因为对自己的爱惜，所以不愿意轻易吐放。就让那些桃李在春风中热闹地开放吧！一个"闹"字，将花开的那种繁盛热闹描绘了出来。

"爱惜芳心莫轻吐"，一语双关，既表示花对花蕊的爱惜，不愿轻易吐放；也隐含着作者对后辈的希望，希望孩子们不要轻易吐露"芳心"，爱惜自己的年少时光。韶华易逝，从中可见作者对岁月与年华的珍视。

人月圆·重冈已隔红尘断①

元好问

重冈已隔红尘断，村落更年丰②。

移居要就③，窗中远岫④，舍后⑤长松。

十年种木，一年种谷，都付儿童⑥。

老夫惟有，醒来明月，醉后清风。

选自《元遗山先生全集》

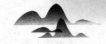

注释

①人月圆：词牌名，又名《人月圆令》《青衫子》《青衫湿》。重冈已隔红尘断：诗题。
重冈：重重叠叠的山冈。红尘：繁华之地，这里指山冈外繁华的社会。②年丰：年成丰收。
③移居要就：移居到自已想要去的地方。要就：欲往之处。④远岫：远山，远处连绵起
伏的峰峦。⑤舍后：屋舍后。⑥都付儿童：都交给小孩子。儿童：这里对子女的称呼。

● **按　语** ●

　　这首词是作者晚年回归家乡期间所作，表现了作者历经磨难，颠沛流
离多年终于安定下来，回归田园后的闲适之情。

　　层层叠叠的山冈已将繁华社会的一切繁华隔离开来，又正好碰上村中
丰收。从窗中望见远处连绵起伏的山峦，屋舍后是长青的松柏。多么惬意
啊！"种树、种谷"这些体力活儿，都交给孩子们去干吧！我就负责享受
这"醒来明月，醉后清风"的悠闲自得吧！

　　这首词与前文中辛弃疾的《西江月·示儿曹以家事付之》相比，无论
是内容还是意境都极为相似。但与辛弃疾调侃的语气不同，元好问在词中
表现了更为清晰的适意情怀。"窗中远岫，舍后长松"与"醒来明月，醉
后清风"，虽寥寥数语，却含蓄隽远。

［南吕］四块玉·闲适（四首）①

关汉卿

其一

适意②行，安心坐，渴时饮，饥时餐，醉时歌，困来时就向莎茵③卧。日月长，天地阔，闲快活！

其二

旧酒投④，新醅泼⑤，老瓦盆边笑呵呵，共山僧野叟⑥闲吟和。他出一对鸡，我出一个鹅，闲快活！

其三

意马⑦收，心猿⑧锁，跳出红尘恶风波，槐阴午梦⑨谁惊破？离了利名场，钻入安乐窝，闲快活！

其四

南亩耕，东山卧⑩，世态人情经历多，闲将往事思量过。贤的是他，愚的是我，争甚么⑪？

选自《元曲选》

作者简介

关汉卿：元代戏曲作家。号已斋叟，大都（今北京）人。约生于金末，卒于元。与白朴、马致远、郑光祖并称为"元曲四大家"。

注释

①南吕：宫调名。四块玉：曲牌名。闲适：题名。②适意：合意，随心所欲。③莎（suō）

茵：草坪。④投：同"酘（dòu）"，指酒再酿。⑤新醅泼：新酒也酿出来了。新醅（pēi）：新酒。醅：未过滤的酒。泼：同"酦（pō）"，酿酒。⑥野叟：村野老人。叟：老人。⑦意马：比喻难以控制的心神。⑧心猿：佛教语。比喻攀缘外境、浮躁不安之心有如猿猴。出自《维摩经·香积佛品》："以难化之人，心如猿猴，故以若干种法，制御其心，乃可调伏。"同前面"意马"常一起说，即心猿意马，比喻人的心思流荡散乱，如猿如马般难以控制，也指散乱难以控制的心神。⑨槐阴午梦：即南柯一梦。唐人传奇《南柯太守传》中记载，书生淳于棼醉卧于槐阴下，梦到自己在大槐安国做了南柯郡太守，享尽荣华富贵，显赫一时。醒来后，发现大槐安国就是槐树下的蚁穴，南柯郡就是槐树南边的树枝。后用"南柯一梦"来泛指一场美梦，或比喻一场空欢喜。⑩东山卧：出自东晋谢安的典故，指安然隐居。谢安曾隐居在东山（今浙江绍兴市上虞区西南），后入朝为相。后人们常用"东山高卧"来形容那些高洁之士的隐居生活。⑪甚么：什么。

● 按　语 ●

这首组曲由四首小令组成，以通俗易懂的语言描述了作者闲适快意的生活。

想走即随心所欲地走，想坐便安心而坐，渴了就饮，饥了就食，喝醉了即可放声高歌，困了便向草坪卧。在闲适快活的生活中，感觉日月静长，天地辽阔。

不仅有个人独处的欢乐，还有朋友欢宴的快乐。旧酒被重新酿过，新酒也已酿好，在盛满菜肴的瓦盆边乐呵，与山僧野叟一起吟诗唱和。他出一对鸡，我出一个鹅，闲适快活！

后两首则是作者对世事人情的思索。只有锁住那心猿意马，控制心神，才能获得真正的平静，跳脱出红尘名利之外。南柯一梦终是一场空欢喜，抛却名利才能安闲快乐！对人生世事又有什么好争的呢？

［般涉调］哨遍·半世逢场作戏①（节选）

马致远

【二】青门②幸有栽瓜地，谁羡封侯③百里？桔槔④一水韭苗肥，快活煞学圃樊迟⑤。梨花树底三杯酒，杨柳阴中一片席，倒大来无拘系⑥。先生家淡粥，措大家黄齑⑦。

【三】有一片冻不死衣，有一口饿不死食。贫无烦恼知闲贵，譬如⑧风浪乘舟去，争似田园拂袖归⑨？本不爱争名利。嫌贫污耳，与鸟忘机⑩。

【尾】喜天阴唤锦鸠，爱花香哨⑪画眉。伴露荷中烟柳⑫外风蒲内⑬，绿头鸭黄莺儿啅⑭七七。

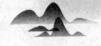

选自《元曲选》

作者简介 ————————————————————————————————————

　　马致远：元代戏曲作家、散曲家。号东篱，一说字千里，大都（今北京）人。与关汉卿、郑光祖、白朴并称为"元曲四大家"。

注释 ——

①般涉调：宫调名。哨遍：曲牌名。半世逢场作戏：题名。这里节选其中后三小节组曲。②青门：泛指退隐之处，辞官隐居的地方。③封侯：封拜侯爵，泛指显赫的功名。④桔槔：俗称"吊杆"。一种原始的汲水灌溉工具，春秋时代已经应用。在一横木上，选择适当位置作为支点，悬吊在木柱上或树上，一端用绳挂一水桶，另一端系重物，使两端上下运动来汲取井水。⑤"快活"句：像樊迟一样学习种蔬菜非常快活。语出《论语·子路》："〔樊迟〕请学为圃，子曰：'吾不如老圃。'"学圃：学种蔬菜。煞：很，极，用于形容词后表示程度。⑥拘系：拘束，管束。⑦"措大"句：用大家的腌菜来就白粥。措：

用，放，置。黄齑（jī），黄斋，咸腌菜，常指艰苦的生活。齑：同"斋"，捣碎的姜、蒜、韭菜等。⑧譬如：与其。⑨"争似"句：怎似归隐田园般逍遥自在。争似：怎似。拂袖：甩动衣袖，这里借指隐退、归隐。⑩忘机：泯除机心。指一种自甘淡泊、宁静无为的心境。⑪哨：叫，唤。⑫烟柳：如烟的柳树，即泛指柳树柳林等。⑬风蒲：蒲柳，即水杨。⑭啅（zhào）：鸟鸣的喧闹声。

● 按　语 ●

　　这支组曲表现了作者对田园生活的热爱。

　　与前面几位作者的描述不同，马致远笔下的田园生活是清贫的。吃的是淡粥配腌咸菜，还需要进行汲水灌溉、栽瓜种菜等劳动，真正是如农夫般在讨生活。但作者非常满足于这种状态。首先，要求不高，不爱名利，则自得其乐。有一片冻不死的衣服，有一口饿不死的食物即可，又哪里会羡慕那功名显赫之人呢？其次，贫穷的生活没有烦恼，所以学习种菜栽瓜，日子也非常闲适快活。与其在大风大浪中辛苦奔波，何不归隐田园逍遥自在呢？杨柳阴里卧于席上，梨花树下饮酒，无拘无束的生活该是多么怡然自得啊！再者，有自然界中画眉、黄莺等鸟儿相伴，不用耗费任何心机与思虑，生活何其恬静无忧。

［南吕］四块玉·乐闲①

张可久

远是非，寻潇洒②。
地暖江南燕宜家③，人闲水北春无价。
一品茶④，五色瓜⑤，四季花。

选自《元曲选》

作者简介 ————————————————————————

张可久（1280—约1352）：元散曲家。号小山。庆元路（治今浙江宁波）人，移居杭州。能诗词，尤以散曲知名于世。今存小令八百五十余首，套数九套，为元人之冠。

注释————————————————————————

①乐闲：题名。②潇洒：休闲自在。③"地暖"句：江南气候开始变暖，又到了燕子适宜安家的时节。宜家：适合安家。④一品茶：上等茶。⑤五色瓜：色彩斑斓的瓜果。

● 按 语 ●

首句表达作者想要远离是非之地，寻得清悠自在之境的想法。"寻潇洒"，即为此曲的中心思想。

作者笔下描述的寻常景物：江南气候变暖，燕子飞回来安家；游于青山绿水之间来踏寻无价的春景；细品上好的清茶，品味香甜的瓜果，观赏鲜艳的花朵。这份寻常景物间的清静与悠闲，这种恬然自娱的隐逸生活，正是作者所追求的。

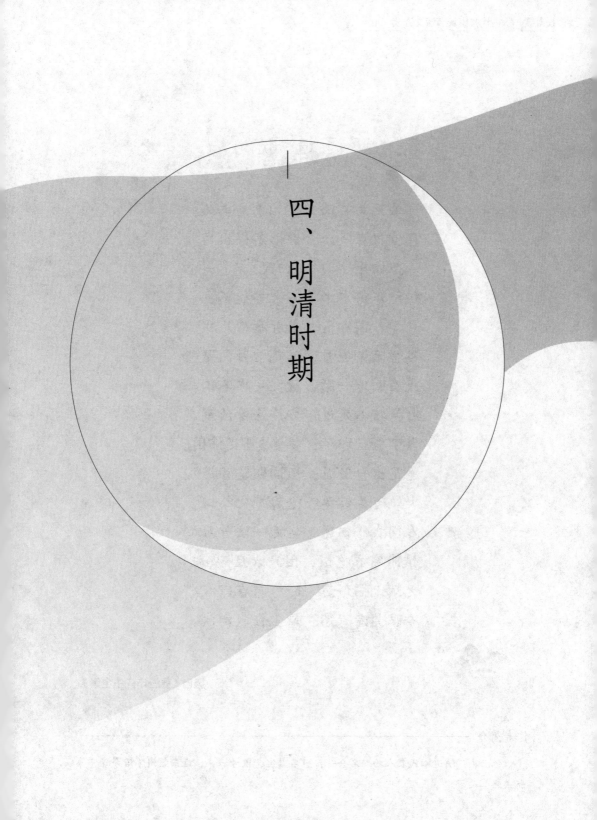

四、明清时期

了道①歌

张三丰

道法无关言语，实相要离虚义。

色空仅在一念，说悟怎得出离。

八万四千法门②，归元③只在一心。

但能识得本来，不来亦能不去。

广学多闻亦好，世智聪辩儿戏。

参禅无关岁月，风花雪月面壁。

我有明珠一颗，藏之宇内不识。

打得痴心死过，方许法身活泼。

当下能转即了，娑婆④可变佛国。

莲花出自淤泥，烦恼即是菩提⑤。

火焰可生红莲，沧海顿化桑田。

人问我修何道，实无一法曾习。

饿时穿衣吃饭，困来六尺⑥安眠。

无烦无恼任运，随缘自在寂寂。

冷眼笑看百态，风尘任我游戏。

选自《张三丰先生全集》

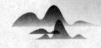

作者简介 ————————————————————————————

　　张三丰：明道家代表人物。名全一，一名君宝，道号三丰，辽东懿州（治今辽宁阜新东北）人。

注释————————————————---

①了道: 得道, 悟道。了: 明了。②法门: 修法悟道的门径, 今泛指修德、治学或做事的途径。③归元: 返本归元的简称。④娑婆: 梵文音译, 代指红尘俗世。⑤菩提: 梵文音译, 意为觉悟、智慧。⑥六尺: 指身体。

● 按　语 ●

　　这首诗歌结合人生常识讲述了修身养性的道理, 涉及面很广: 对道的认识要分清虚实; 对色的认识, 色即是空的境界; 修身养性要回归初心, 回归本原, 顾护元气; 要广学多闻, 丰富内心; 要正确对待得与失, 不较真、不计较。生活本不易, 充满着烦恼、困惑和困难, 要顺其自然, 心境坦然, 正如"饿时穿衣吃饭, 困来六尺安眠"。作为一个人, 身体健康很重要, 心态很重要, 健康就是能吃能喝能睡, 心情舒畅。生活中充满着哲理, 生活的态度也决定着一个人的生活品质。是积极乐观, 还是消极待命, 会有不一样的人生发展轨迹。人应该顺应自然、清静无为, 这也是道家的养生理念。

纳 凉

朱希晦

无事解衣坐，超然心境空。

深林翳炎日①，万壑来天风②。

闲停白羽扇③，拂拭朱丝桐④。

醉罢不知夕，月生沧海东。

选自《明诗综》

作者简介 ————————————————————————————

朱希晦：元末明初乐清（今属浙江）人。其胸襟开阔，不受拘束，节俭勤恳，博通经学，在元代文士中享有盛名，且品行高洁，尤为世人所敬重。晚年为避战乱，游历山水，最后隐居其家乡白龙山，有"隐逸诗人"之称。

注释————————————————————————————

①"深林"句：树荫挡住了炎炎烈日。翳（yì）：遮蔽。②天风：自然风。③白羽扇：扇子。④丝桐：古琴多由桐木制作，琴弦又为丝制，故称为丝桐。

● 按 语 ●

这首诗同样也是描写炎炎夏日纳凉的场景，但与后文中朱高炽的《池亭纳凉》格调有所不同，这首诗重在描述乘凉时人和环境的变化。天气炎热，树林里的树木遮挡住了炎炎烈日，山中凉风习习，瞬间让人觉得心境豁然，遂抚琴一曲，心情更加愉悦、轻松。在这样的环境下放开痛饮，喝得酩酊大醉，连天黑了都不知道，只看到月亮升起在茫茫大海上的景象。彼时作者的心境决定了其所见所感所悟，浪漫不羁中又带着点超然的宁静。

游仙诗①

胡翰

夙志②慕仙术，笑傲人间春。

朝陪瑶池③宴，暮扬沧海尘。

道逢安期生④，遨游乘采云⑤。

粲然⑥启玉齿⑦；遗我紫金文⑧。

天地此中毕，世人不得闻，

受之今十年，留待逍遥君。

青鸟⑨从西来，飞去扶桑津⑩，

寄书久不到，白首悲秦人⑪。

选自《胡仲子集》

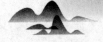

作者简介

　　胡翰（1307—1381）：元末明初文学家。字仲申，一字仲子，金华（今属浙江）人。官衢州府学教授，后辞归，卜居长山之阳，学者称曰"长山先生"。著有《胡仲子集》等。

注释

①游仙诗：诗体的一种，以描述遨游仙境为主题的诗歌。②夙志：平素的志愿。③瑶池：神话中昆仑山上的池名，西王母所住的地方。④安期生：古代传说中的仙人，寿达千岁。⑤采云：同"彩云"。⑥粲然：形容笑容灿烂的样子。⑦玉齿：形容洁白美丽的牙齿。⑧紫金文：刻在紫金上的文字。⑨青鸟：青鸟是古代传说中传递信息的信使，中国古代神话中的神鸟。传说为西王母的使者，共三只，又称三鸟。也指青色的鸟，如翠鸟。⑩扶桑津：日出之处。⑪秦人：华夏族（汉族古称）西迁的一支，最早是一支居住于山东地带的部族。

● 按　语 ●

　　这首游仙诗表达了作者对神仙生活的一种向往。作者素来喜欢追求仙道，想象着能像神仙一样，早上在瑶池、晚上在沧海，可以看到得道的神仙，也可以踏着祥云遨游太空，如此这样的过上十几年，就如逍遥的神仙一样。但实际上，仙家道术也不过是恍然一梦，"寄书久不到，白首悲秦人"。人的生活要踏踏实实的，不可能与虚妄的神仙故事一般脱离实际，成绩、功名都需要付出才能得到，靠神仙是靠不住的。养生亦是如此，向来也没有什么神仙方术。

初食槟榔①

刘基

槟榔红白文②，包以青扶留③。

驿吏劝我食，可已瘴疬④忧。

初惊刺生颊⑤，渐若戟在喉⑥。

纷纷花满眼，岑岑⑦晕蒙头。

将疑误腊毒⑧，复想致无由⑨。

稍稍热上面，轻汗如珠流。

清凉彻肺腑，粗秽无纤留。

信知殷王⑩语，瞑眩疾乃瘳⑪。

三复增永叹，书之遗朋俦⑫。

选自《诚意伯文集》

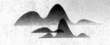

作者简介 ————————————————————————————

　　刘基（1311—1375）：字伯温，浙江青田南田武阳村（今属文成）人，故称刘青田。元末明初的军事家、政治家、文学家，明朝开国元勋。善文章，与宋濂齐名，有《诚意伯文集》等。

注释 ——————————————————————————————

①槟榔：一种常绿乔木，此指槟榔果实，是一种中药材，可以行气杀虫，其皮为大腹皮，有消肿利尿的作用。在南方，一些少数民族常将其果实作为一种咀嚼食品。②红白文：槟榔的切面呈现红白色的花纹。文：同"纹"。③扶留：名蒟（jǔ），胡椒科植物，又名扶留藤，其叶多与槟榔同食，以改善口感。④瘴疬：各种传染性疾病。⑤"初惊"句：初食时感到吃惊，像有辣刺生于面颊。⑥"渐若"句：渐渐地又像有戟在喉。⑦岑岑：

胀痛的感觉。⑧腊（xī）毒：大毒。腊：极、大。⑨"复想"句：反复想想，没有导致此病的缘由。⑩殷王：殷商君王。⑪"瞑眩"句：出自《尚书·说命篇上》"若药不瞑眩，厥疾弗瘳"之语，记载了商王武丁的话。瞑眩：指头昏目眩、眼睛睁不开的症状。孔颖达疏："瞑眩者，令人愦闷之意也。"即服药后出现恶心、头眩、胸闷等反应，称为"瞑眩"。⑫"书之"句：记录下这种体验好分享给朋友们。遗（wèi）：赠送。朋侪：同类，朋辈。侪（chóu）：同辈。

● 按 语 ●

在我国南方，自古就有嚼食槟榔的习俗。南宋周去非所著的《岭南代答》中记载："自福建下四川与广东西路，皆食槟榔者。宾至不设茶，唯以槟榔为礼。"意思是说，从福建到四川一带和广南东西两路，都是吃槟榔的地区。客人到家，不沏茶，而仅用槟榔招待。现在海南一带还流行着"拜年客人到我家，一口槟榔一口茶"的民谣。

这首诗歌写的是刘基第一次吃槟榔的体验，描写得生动细腻。诗的开头，从初见槟榔的直观感受写起，也介绍了槟榔的食用方法（包以青扶留）。接着作者描绘了嚼食槟榔过程中口腔如刺如棘的刺激感，以及头目昏重的眩晕感受，写出了作者内心对中毒的疑惑（将疑误腊毒，复想致无由）。从驿吏劝吃，初食时内心的不安，到吃槟榔带来咽喉、胃肠道不舒服的情况，进而出现吃后发汗、瞑眩等症状，再到后来"清凉彻肺腑，粗秽无纤留"——感到肺腑清凉透彻，腹中各种"粗秽"之气状全部消失，最后出现了精神愉悦、通体舒泰的神奇效果。作者的每一个形神兼备的描述无一不将初食槟榔的体验细腻传神地表现了出来。难能可贵的是，作者在试用之后还把这种体验写出来分享给朋友们。

文中的瞑眩反应，是中医的一种常见现象。《尚书·说命篇上》："若药不瞑眩，厥疾弗瘳。"有时候在服用中药后会出现不舒服或者病情加重、眩晕迷糊等情况，可能是发生了瞑眩反应。有瞑眩反应说明药物发挥了作用，效果或许更好。现如今，人们在日常生活中接触到很多新奇的食品，也有爱吃野菜的情况。但是食物都有性味，有些或许带有毒性，要慎重品尝。

人生无百岁

刘基

人生无百岁，百岁复①如何？
古来英雄士， 各已归山河②。

选自《诚意伯文集》

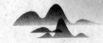

注释―――――――――――――――――――――――――――――――――――

①复：又。②山河：山曲，指坟墓所在。

● 按 语 ●

    这首五言绝句，简单明快，朗朗上口，道理浅显易懂，表达了作者对人生的一种感喟。长寿百岁，是自古至今人们的不懈追求。但作者却从"古来英雄士，各已归山河"的反证，道出了人世循环的自然规律，提示人们要正确看待自然规律，在顺应自然的基础上，做到积极有为。

排 闷①

贝琼

白首尚为客，飘飘天一涯。

耳鸣通夜雨，眼暗隔年花②。

畏酒③从今断，题诗浪④自夸，

有邨⑤如栗里⑥，准拟便移家。

选自《明诗综》

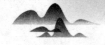

作者简介 ————————————————————————————————————

　　贝琼（1314—1378）：元末明初文学家。字廷珺，一名阙，字廷臣，崇德（今浙江桐乡西南）人。早年从杨维桢学诗，取其长而去其短；其诗论推崇盛唐而不取法宋代熙宁、元丰诸家。其文章冲融和雅，诗风温厚之中自然高秀，足以领袖一时。

注释 ——

　　①排闷：排遣烦闷。②隔年花：眼睛模糊、眼花之意。③畏酒：怕喝酒。④浪：随便，没有约束。⑤有邨（cūn）：指乡村、村庄。邨，同"村"。⑥栗里：地名，晋代诗人陶渊明的故乡，在今江西省九江市西南。

● 按 语 ●

　　人生不可能风平浪静，也常常有一些涟漪和浪花；是人都有七情六欲，难免有苦闷挣扎。作者以排闷为题，想到自己老来一无大成、漂泊不定的境遇。不仅如此，身体也不好了，"耳鸣通夜雨，眼暗隔年花"，耳已鸣眼渐花，充满了暮年惨淡凄苦的感觉。这首诗是作者自己的人生感悟：空悲切，白了少年头，单纯哀叹也是没有用的，还是要有乐观的心态。身体出毛病了就要多注意，不能喝酒就不要喝了，找到自己感兴趣的事情，努力去做，也是一种境界。

赠吕医师①

王逢

橘花开处杏阴青，百草吹香觉地灵。
贫士愿留赊药券②，故人思续卫生经③。
玄霜④玉臼⑤晴犹湿，华月丹房夜不扃⑥。
张叔苦吟仍病肺，好和熊胆护修龄⑦。

选自《梧溪集》

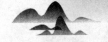

作者简介 ————————————————————————————

　　王逢（1319—1388）：元末明初诗人。字原吉，号席帽山人、梧溪子最闲园丁，江阴（今属江苏）人。杨维桢序其诗，评为"风流俊采，豪迈跌宕"。著有《梧溪集》。

注释 ————————————————————————————————

①医师：古代指执掌医务的官员，这里指医生。②药券：取药的凭证。券：古代的契据，常分为两半，双方各执其一。③卫生经：养生经。④玄霜：仙药名，此泛指药物。⑤玉臼：玉石制成的杵臼，此处指药具。⑥"华月"句：在丹房中彻夜炼丹。华月：明亮的月亮。丹房：炼丹药的地方。扃（jiōng）：从外面关门的闩、钩等。⑦修龄：长寿之意。

● 按　语 ●

　　这首诗表达了对吕医师高尚医德的赞美。第一句 "橘花开处杏阴青，百草吹香觉地灵"，借用"橘井""杏林"两个著名的典故。接着又描写了吕医师返还赊药券，无偿为贫困的张叔治病的情况，展示了吕医师不计私利的医德。后边讲到了吕医师在夜晚辛苦制药、炼丹的情景，对肺部久病不愈的张叔使用珍贵的熊胆治疗，为病人解除了痛苦。诗中赞颂的吕医师，是后世医家的榜样。

和 陶①

桂彦良

我生虽阨穷②，墙屋亦苟完③，

集芳被荷衣④，隐居思鹖冠⑤，

素无怨怼心，安有忧戚颜，

明月照溪堂⑥，清风隐柴关⑦，

螺杯⑧偶独酌，焦尾⑨时一弹，

悠悠五噫歌⑩，远怀梁伯鸾⑪，

庭前种梧竹⑫，清秋共高寒。

选自《明诗综》

作者简介

桂彦良（1321—1387）：名德偁，号清节，元明之际浙江慈溪人。少年慧敏，勤奋博学，为元末乡贡进士，曾任平江路学教授，入明后任晋王府左长史。

注释

①和陶：和陶诗，为晋代以后诗人所作的和陶诗的总称。晋代以后，以苏轼、郝经为代表的诗人，他们非常推崇陶渊明的诗歌，并以步韵、次韵、从韵等形式创作了大量的作品。②阨（è）穷：困厄穷迫。③苟完：大致完备。④荷衣：传说中用荷叶制成的衣裳，亦指高人、隐士之服。⑤鹖（hé）冠：隐士之冠。⑥溪堂：临溪的堂舍。⑦柴关：柴门。⑧螺杯：螺壳所制的酒杯，此处借指饮酒。⑨焦尾：焦尾琴，古琴名。⑩五噫歌：《五噫歌》是东汉诗人梁鸿所作的一首古体诗。诗中每句句末用一"噫"字感叹，为楚歌变体。⑪梁伯鸾：梁鸿，字伯鸾，新莽及东汉初人，《后汉书》有传。⑫梧竹：梧桐树和竹子。

● 按　语 ●

作者借这首和陶诗表达了自己推崇陶渊明世外桃源、恬淡虚无的归隐生活的态度。自古以来，隐居之人往往逍遥世外，清静无为，生虽贫穷、住虽简陋、衣虽破旧，但内心火热，充满热情，处事泰然，与人为善。正如作者所言"素无怨怼心，安有忧戚颜"，君子坦荡荡，小人长戚戚。要想心情好，就要与人为善。身为隐士，虽然处于世外桃源，但是精神境界是丰富多彩的，有明月、清风、柴门、溪水、梧桐树、竹子为邻为伴，还可以自斟自饮喝上几杯小酒，兴起时可肆意弹奏高歌，这样的生活岂不如神仙一般快活？

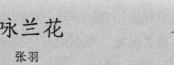

咏兰花

张羽

能白更兼黄，无人亦自芳。

寸心①原不大，容得许多香。

《佩文斋咏物诗选》

作者简介 ————————————————————————————————————

张羽（1333—1385）：元末明初诗人。字来仪，号盈川；以字行，后改字附凤，浔阳（今江西九江）人后移居吴兴（今浙江湖州）。其文章精洁有法，尤长于诗，与高启、杨基、徐贲并称"吴中四杰"。著有《静居集》。

注释 ————————————————————————————————————

①寸心：即心。古称心为方寸之地。

●**按　语**●

张羽的这首五言绝句把兰花描述得很有情调。从花形、花色上的"能白更兼黄"，到拟人化的"无人亦自芳"，尽显兰花与众不同的气质。这首诗准确地抓住了兰花简单、典雅、芳香、有节操的特征。正是由于兰花的这些特点，它一直被人们所钟爱。

兰花因其独有的芳香和气质，常被誉为高雅的形象。很多人写兰花、赞兰花、颂兰花，兰花已经成为一种精神、一种艺术、一种情怀与境界，是植根中华民族源远流长的历史的一种文化象征。

中医讲"正气存内，邪不可干"，人的一生是与各种疾病、外邪做斗争的历程，身心充满正气，可抵御外在邪气的侵害，亦如兰花清幽、高洁的君子秉性。

池亭纳凉

朱高炽

夏日多炎热，临池憩午凉。

雨滋槐叶^①翠，风过藕花^②香。

舞燕来青琐^③，流莺出建章^④。

援琴弹雅操^⑤，民物乐时康。

选自《明诗综》

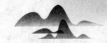

作者简介

　　朱高炽（1378—1425）：明仁宗，明代皇帝，明成祖朱棣长子，年号洪熙。其生性端重沉静，言行识度，喜好读书，且天禀纯明，从善改过，恭俭爱民，因此后世对他的评价很高。

注释

①槐叶：槐树叶子，为国槐。②藕花：莲花。③青琐：用来形容荷叶。④建章：汉武帝时修建的宫殿，后世泛指宫阙。⑤雅操：雅正的乐曲。操：琴曲。

● 按　语 ●

　　这首诗是明仁宗所写，描写了夏天在池亭边乘凉的场景。天上艳阳高照，炽热的太阳炙烤着大地，到处都是一片炎热的景象。在皇家园林边上倒是有阵阵清凉，一阵小雨过后，槐树叶子变得更加翠绿，风吹过之后也能闻到阵阵的荷花香气，燕子来了，喃喃歌唱，原本百无聊赖的夏日午后竟也充满了各种小小的乐趣。这样的情景也引起了皇帝的兴趣，抚琴弹奏一曲，如此感受到天下百姓幸福康乐的生活，表达了皇帝对百姓的体恤。文中对夏季乘凉场景的描写十分精彩，也体现了一代皇帝良好的文学素养。

解 闷

来三聘

春风吹暖百花新，院麹①香浮竹叶春。

今日酒拚②今日醉，一年花老一年人。

浩歌聊借莺为管③，醉卧何妨草作茵④。

高兴未阑⑤天欲暮，携壶带月问西邻。

选自《明诗综》

作者简介 —————————————————————————————————

　　来三聘：字任卿，号熙庵，为官二十余年，性甘淡泊，事必躬亲，一无所私。后人称他"廉于官，惠于民"。

注释————————————————————————————————————

①麹（qū）：酒曲。②拚（pàn）：舍弃，不顾惜。③管：管弦，指乐器。④茵：垫子、褥子。⑤阑：残，尽，晚。

● 按 语 ●

　　这首诗从写景入手，抒发了作者内心的苦闷心情。一边是春风、暖日、百花盛开，展示出欣欣向荣之气象，院子里酒香四溢、竹叶翠绿，但另一边却是青春不再来，"一年花老一年人"。岁月无情催人老，醒来已经近黄昏，如此状态下也不能因老而退却人生，还是要积极应对当下的生活，排解掉内心的负面情绪，所以"浩歌聊借莺为管，醉卧何妨草作茵"，还要有种气节。最后一句"高兴未阑天欲暮，携壶带月问西邻"，携酒到邻居家里，与邻人聊天闲话不正是抒发内心苦闷的好方法吗？

老年谣

顾彦夫

婚嫁纷纷事俱了，齿豁头童容色槁①。

纵是扶筇②门外行，亦妨顿足风中倒。

白昼才兴更欲眠，黄昏未饭先愁饱。

着眼看花眼已花，临书戒草书皆草③。

从容一笑泪反多，急遽数言心似捣④。

此翁耄⑤矣真可怜，东抹西涂亦曾好。

此身还可作典刑⑥，世事何须累怀抱。

君不见，古来豪杰多轩昂，功业将成不能老。

选自《明诗综》

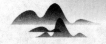

作者简介 ————————————————————————————

　　顾彦夫：字成美，号锡峰，无锡人，明代诗人，著有《瀛海集》。

注释————————————————————————————

①槁：干枯。②筇（qióng）：手杖。③草：潦草，诗中指练习书法应字体端正，不应潦草。
④心似捣：心脏突突跳的意思。⑤耄矣：八九十岁的年纪，老了。⑥典刑：掌管刑法，
指功业。

● 按　语 ●

这首诗写的是一位儿女大事已经完成的老人在抒发自己心情。古往今来，做父母的都把完成儿女婚事作为大事，完成了也就有内心解放、功成圆满的感觉。不曾想孩子都结婚成家了，而自己却"齿豁头童容色槁"，看来身体已经是大不如前了。拄着拐杖走路也怕被风吹倒，白天瞌睡精神不振，晚上吃饭食欲不好，眼睛花了看啥都是乱的，写个字却字迹潦草，想轻松一笑却会迎风流泪，还没有说几句话心里就慌突突地乱跳。看来人真是老了，老了确实很可怜，令人同情，但是不是就这样下去呢？当然不是，老人还是心有余力的，依旧有"老骥伏枥，志在千里"的精神，人老心不老，还要有梦想，这是作者想表达的一种心声。

"知老但不服老"也是一种积极的生活态度。

畦乐诗①

苏伯厚

青山绕我屋，垂柳防②我门。

来往绝尘鞅③，世事邈不闻。

惟有衣褐④徒，邻曲⑤相与言。

孰云生计拙，亦有数亩园。

清晨荷鉏⑥去，除彼蔓草根。

但使无饥馑，岂惜筋力烦。

濯足清涧滨，矫首观飞云。

床头有浊酒⑦，欣然自开尊⑧。

选自《明诗综》

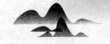

作者简介 ————————————————————————————————————

　　苏伯厚：名坤，字伯厚，明建安（今福建建瓯）人，精书法与诗画，著有《履素斋集》。

注释 ——————————————————————————————————————

①畦乐：田园之乐。畦：田畦，田园中分成的小区。②防：挡住，妨碍。③尘鞅：世俗事务。④褐：粗布衣。⑤邻曲：邻居，邻人。⑥荷鉏（chú）：扛着锄头。荷：担，扛。鉏：同"锄"，锄头。⑦浊酒：酒。此处指未加过滤的酒。⑧尊：同"樽"，盛酒的器具。

● 按　语 ●

　　这首诗描写了一派安逸恬淡的田园生活。青山、屋舍、垂柳、木门，安静的一隅，几乎脱离世外。生活在这里，心态自由快乐、不闻窗外纷杂之事。这里没有达官贵人，只有粗衣俭食的百姓，没事了就和邻里说说话，聊聊天。为了温饱自己种上几亩薄田，只要不饿着，干些活、出些力又算什么呢？干完农活后，在小溪里洗洗脚，看看天上飞云，再回到家里打开床头的浊酒喝上几口，岂不美哉？田园闲居，自给自足，生活安逸，环境天然，充满着闲适的美感。

又

偶桓

养疴①卧丘樊②，庶得脱尘鞅③。

三径日就荒，行乐倦还往。

荆榛④既蕃芜⑤，荼蓼⑥亦滋长。

幽兰独憔悴，况复缠草莽⑦。

不因馨香发，岂获君子赏。

选自《御选宋金元明四朝诗》

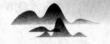

作者简介 —————————————————————

偶桓：字武孟，号海翁，自号瞎牛。明太仓（今属江苏）人。著有《江雨集》《醉吟录》《凤台吟啸集》等。

注释—————————————————————————

①疴：疾病。②丘樊：园圃，乡村，亦指隐居之处。③尘鞅：世俗事务。④荆榛：泛指丛生灌木。⑤蕃芜：滋长茂盛。⑥荼蓼：泛指田野沼泽间的杂草。⑦草莽：偏僻的乡间。

● 按 语 ●

这首诗描写了作者在乡村养病的情形。诗中第一句一上来就写到自己生病了，但是这样一个养病的机会也让作者摆脱了纷繁杂事的缠绕。眼前的景象是荒芜的小路、丛生的灌木和田野沼泽间乱七八糟的杂草。在这样的环境下，兰草会生长成什么样呢？"不因馨香发，岂获君子赏"，如果不是因为其发出的香味，可能就被淹没在草丛当中了。这句话正如"是金子就要发光"一样，一个人的价值不会因其所处恶劣环境所埋没。

次韵济之谢送决明①

吴宽

畦间香雾正氤氲②，童子清晨荷锸③勤。
不惜离披垂翠羽④，端愁摇动落黄云⑤。
药名再得宣公⑥注，书带⑦休从郑老⑧分。
病目⑨向来俱有赖，凉风吹汝莫纷纷。

选自《匏翁家藏集》

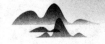

作者简介

　　吴宽（1435—1504）：明代文学家。字原博，号匏庵，长洲（今江苏苏州）人。诗文和平恬雅，用事典切，有鸣鸾佩玉之风。著有《匏翁家藏集》。

注释

①次韵：旧时古体诗词写作的一种方式。按照原诗的韵和用韵的次序来和诗，也称步韵。济之：姓王，名鏊，字济之。决明：决明子，中药名。②氤氲（yīn yūn）：烟气、烟云弥漫的样子。③锸（chā）：铁锹。④"不惜"句：不知怜惜地拨开翠羽般的叶子。离披：散开的样子。翠羽：翡翠鸟的羽毛。用以形容决明子的羽状复叶。⑤黄云：决明子黄颜色的花远看如云。⑥宣公：唐代陆贽之谥。陆贽（754—805）：字敬舆，苏州嘉兴（今属浙江）人。大历进士，官至中书侍郎。著有《陆宣公翰苑集》等。⑦书带：书带草，即沿阶草，叶坚韧胜他草。相传汉郑玄门下取以束书，故名。⑧郑老：即郑玄（127—200），东汉经学家，字康成，北海高密（今属山东）人。因党锢之祸被禁，潜心著述，以古文经说为主，兼采今文经说，遍注群经，成为汉代经学的集大成者，称"郑学"。《后汉书·郡国志·东莱郡》注引《三齐记》："郑玄教授不期山，山下生草大如薤，叶长一尺余，坚韧异常，土人名曰康成书带。"诗中用以比喻郑玄的书。⑨病目：眼睛有疾病。

● 按 语 ●

前四句描述了早晨田间云雾缭绕，童子带着铁锹去种有决明的田地里干活的情景。小孩子不知道爱惜决明的生长，胡乱地拨开翠羽般的叶子，在畦间来回玩耍，摇落了一朵朵如云的黄花。继而讲到决明早在《神农本草经》中就被列为上品，在陆贽的《古今集验方》中也有所记载，因此就无须再去翻阅郑玄的相关著作了。最后讲到眼疾向来有赖于决明子治疗，服用后，遇到凉风就不再纷纷落泪了。

决明子是草决明的种子，具有清肝明目、通便的作用，常用来泡茶或入中药汤剂，对于高血压、头痛、眩晕、眼部疾病等有很好的疗效，也可用于减肥。

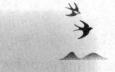

以蜜术①饷南沙

邵宝

医家白术重天台②，郡守曾将蜜浸③来；

嚼罢不知香满室，桃花流水梦瑶台④。

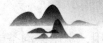

选自《容春堂集》

作者简介

邵宝（1460—1527）：明文学家。字国贤，号泉斋，又号二泉，无锡（今属江苏）人。成化二十年（1484年）进士，授许州知州。官至南京礼部尚书。谥文庄。其诗文矩度皆宗法李东阳。文典重和雅，高简有法；诗清和淡泊，尤擅抒写性灵。著有《容春堂集》等。

注释

①蜜术（zhú）：用蜂蜜加工过的白术。②天台：浙江天台，境内天台山盛产白术等药材。③蜜浸：用蜂蜜浸泡加工。④瑶台：美玉砌的楼台。古人想象中的神仙居处。

● 按 语 ●

这首七言绝句以白术为题而展开。医家看重的是天台山出产的白术，而郡守又送来了用蜜浸制的佳品，咀嚼后蜜术的香气溢满全室。最后一句"桃花流水梦瑶台"，展示了作者丰富的想象：服食蜜术沁人心脾，满屋飘香，由"桃花流水"的乐土，通过美丽的梦，到达天上瑶台那神仙的境界。这是一幅何等美妙的画面！

白术是一味中药，具有健脾益气、燥湿利水、止汗安胎等功效，受到历代医家的重视。白术作为常用中药，俗有"北参南术""十方九术"之说。

警世（其一）

唐寅

但凡行事要知机，斟酌高低莫乱为。

乌江项羽今何在，赤壁周瑜业更谁。

赢了我时何足幸，且饶他去不为亏。

世事与人争不尽，还他一忍是便宜。

贪利图名满世间，不如布衲①道人闲。

笼鸡有食汤锅近，海鹤无粮天地宽。

富贵百年难保守，轮回六道②易循环。

劝君早向生前悟，一失人身万劫难。

去岁残花今又开，追思年少忽成呆。

数茎白发催将去，万两黄金买不回。

有药驻颜真是妄，无绳系日转堪哀。

此情莫与儿郎说，直待儿郎自老来。

选自《六如居士全集》

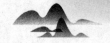

作者简介 ————————————

　　唐寅（1470—1524）：明代画家、文学家。字伯虎，一字子畏，号六如居士、桃花庵主、逃禅仙吏等，吴县（今江苏苏州）人。诗文上，与祝允明、文徵明、徐祯卿并称"吴中四才子"。

注释——

①布衲：布衣。衲：原为僧徒所穿衣服，诗中泛指衣服。②轮回六道：即六道轮回，佛教用语，这里借指因缘轮转。

● 按　语 ●

前四句讲的是作者为人处世的方式与态度。"但凡行事要知机，斟酌高低莫乱为"，透出人情世故，明晰人生哲理——要量力而行，不可莽撞而为。"赢了我时何足幸，且饶他去不为亏。世事与人争不尽，还他一忍是便宜"，表达出作者与世无争的处事态度。很多事情，不必较真，分清轻重缓急，有些事放一放也就过去了。

然后，作者对名利发表了看法："贪利图名满世间，不如布衲道人闲。笼鸡有食汤锅近，海鹤无粮天地宽"，简单易懂，道理自然。命运掌握在自己手中，要想有为就要独立自主，就要"大鹏无粮天地宽"，时刻警醒自己，居安思危，不断进取。

最后四句表达了作者对"时光一去不复返"的感叹，生老病死是自然规律，年华虽易逝，但要在有限的生命里让自己活得无怨无悔，珍惜生命，珍惜所有，认真地过好每一天。

警世（其二）

唐寅

世事如舟挂短篷①，或移西岸或移东。

几回缺月还圆月，数阵南风又北风。

岁久人无千日好，春深花有几时红②。

是非入耳君须忍，半作痴呆半作聋。

选自《六如居士全集》

注释————————————————————————————————————

①短篷：有篷的小船。②"春深"句：春天就要过完了，花开得再好也要凋谢了。此处比喻年华易老须珍惜。

● 按 语 ●

  作者以小船的漂泊、月亮的圆缺和风向的变换来比喻自己人生飘忽不定、得意到失意的状态，并由此感叹"岁久人无千日好"，岁月不可能一直风平浪静，人不可能处处、时时、事事都如意快乐，鲜花也不可能长久红艳夺目。面对自身的境遇，面对这起伏无常的人生，作者给我们留下了一句良荐——"是非入耳君须忍，半作痴呆半作聋"，即修身养性，低调隐忍；不论是非，难得糊涂。

  这样的诗情基本上与唐寅一生坎坷、人生不如意相伴。在他的《叹世》中："万事由天莫强求，何须苦苦用机谋？饱三餐饭常知足，得一帆风便可收。生事事生何日了？害人人害几时休？"透露出一种历经风霜之后的沧桑与凄凉，表露出消极、退缩、忍让、无奈的心态。

  在他的《一年歌》中，"一年三百六十日，春夏秋冬各九十。冬寒夏热最难当，寒则如刀热如炙。 春三秋九号温和，天气温和风雨多。一年细算良辰少，况又难逢美景何？ 美景良辰倘遭遇，又有赏心并乐事。不烧高烛对芳尊，也是虚生在人世。 古人有言亦达哉，劝人秉烛夜游来；春宵一刻千金价，我道千金买不回"，表达了要顺其自然、清净无为、消极避世的态度。

这些思想虽然有些消极，但是对于中老年人来讲，人生经历很多，也该有些感悟，对于一些事情不必较真认死理，该糊涂的时候糊涂，该清醒的时候清醒，心胸豁达，与人为善，不结宿怨，三餐吃好，身体健康，这样才能心境平和，颐养天年。

言 志

唐寅

不炼金丹不坐禅①，不为商贾不耕田②。
闲来写就青山卖③，不使人间造孽钱④！

选自《尧山堂外纪》

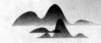

注释——

①"不炼"句：不修仙炼丹求长生，也不信佛念经入空门。炼金丹：指修仙求道。坐禅：
信佛念经，佛教的一种修炼方法。②"不为"句：不做商人牟利赚钱，也不做农夫下地务农。
商贾（gǔ）：经商，商人。耕田：指务农。③"闲来"句：有时间就绘画，靠卖画赚钱。
青山：丹青。丹、青，原为绘画所用颜料，后世多用来代表绘画。④造孽钱：来路不正的钱。

● 按 语 ●

这首诗是作者对自身现实生活的一种感悟，即"淡泊名利，专事书
画"。唐寅出身于商人家庭，地位比较低下，自幼聪慧，16岁中秀才，29
岁参加南京应天乡试，获中第一名"解元"。但生不如意者半九十，这首
诗作者首先表明自己不炼金丹不信道，不坐禅不信佛，不做商人也不当农
民。那么，这个"四不"奇才要干什么呢？闲来无事就画幅画儿，然后拿
出去卖了，这样靠卖些书画来养活自己，虽然清贫，但赚的钱干干净净，
能够养活自己，心中便分外坦然、踏实。这首诗显示了作者虽落魄但却清
高孤傲、不随流俗的状态。

桃花庵歌

唐寅

桃花坞里桃花庵①，桃花庵里桃花仙②；

桃花仙人种桃树，又摘桃花换酒钱。

酒醒只在花前坐，酒醉还来花下眠；

半醒半醉日复日，花落花开年复年。

但愿老死花酒间，不愿鞠躬车马③前；

车尘马足富者趣，酒盏花枝贫者缘。

若将富贵比贫贱，一在平地一在天；

若将贫贱比车马，他得驱驰我得闲。

别人笑我忒疯癫，我笑他人看不穿；

不见五陵豪杰墓④，无花无酒⑤锄作田。

选自《六如居士全集》

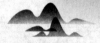

注释

①桃花坞：古地名，始于宋代。庵：屋舍。②桃花仙：唐寅的自称。③鞠躬车马：向权贵低头、奴颜婢膝。鞠躬：低头，表示恭敬谨慎、屈从、屈服。车马：权贵。④五陵豪杰墓：汉代五个皇帝的陵墓，即长陵、安陵、阳陵、茂陵、平陵，都在长安附近，后人也用"五陵"指代富贵人家聚居长安的地方。⑤无花无酒：摆花祭酒是祭祀的礼俗，此处指没有人前来祭祀。

● 按 语 ●

这首诗写于明弘治十八年（1505年），这一年距唐寅科场遭诬仅六年。唐寅曾中过解元，后来受到科场舞弊案牵连，功名被革，在长期不平生活的磨炼中，逐渐看穿了功名富贵的虚幻。作者作此诗即为表达其乐于归隐、淡泊功名的生活态度。

诗歌前四句说自己是隐居于苏州桃花坞地区桃花庵中的桃花仙人，种桃树、卖桃花、沽酒是其生活的写照。这首诗中最突出、给人印象最深的两个意象是"花"和"酒"，描述了与花为邻、以酒为友的生活，表明自己高洁随性的精神和态度；后边讲到了对待贫困和权贵的态度，"若将富贵比贫贱，一在平地一在天。若将贫贱比车马，他得驱驰我得闲"，即不愿趋炎附势，超脱、豁达的人生境界。

花下酌酒歌

唐寅

九十春光一掷梭①，花前酌酒唱高歌；

枝上花开能几日？世上人生能几何？

昨朝花胜今朝好，今朝花落成秋草；

花前人是去年身，去年人比今年老。

今日花开又一枝，明日来看知是谁？

明年今日花开否？今日明年谁得知？

天时不测多风雨，人事难量多龃龉②；

天时人事两不齐，莫把春光付流水？

好花难种不长开，少年易老不重来；

人生不向花前醉，花笑人生也是呆。

选自《六如居士全集》

注释

①掷梭：原意是织布，此处引申为时光如梭。②龃龉（jǔ yǔ）：上下牙齿对不齐，比喻意见不合，互相抵触。

● 按 语 ●

这首诗流畅明快，反映了作者对人生的一种态度。作者感叹岁月如梭，就是活到了九十岁又如何，也是转瞬即逝。由此感叹"枝上花开能几日？世上人生能几何"。由花开花落、朝代更替、人生变化，感悟"天时不测多风雨，人事难量多龃龉"的现实和矛盾。"好花难种不长开，少年易老不重来"，珍惜时光吧，纵使人生不如意，也要过好每一天。

饮　酒

文徵明

晚得酒中趣，三杯时畅然。

难忘是花下，何物胜樽^①前。

世事有千变，人生无百年。

还应骑马客^②，输我北窗眠^③。

选自《甫田集》

作者简介

　　文徵明（1470—1559）：原名壁，字徵明，长洲（今江苏苏州）人，明代著名画家、书法家、文学家，其书画造诣极为全面，诗、文、书、画无一不精。

注释

①樽：古代盛酒的器具。②骑马客：达官显贵。

● 按　语 ●

　　这首诗是作者饮酒后的感悟。喝着美酒，兴致勃发，从而感慨良多。"世事有千变，人生无百年"，既然世事变化无常，人不能长命百岁，那与其争名逐利，倒不如倒头好好睡上一觉。在作者的思想里，喝酒、睡觉就是人生美差。实际上，吃得好，喝得好，说明脾胃功能好，能消化；而遇事不烦扰，还能安心睡觉，说明心态好，心境佳。所以，能吃能睡也是长寿的秘诀。

题蓟州汤泉①

王妃

塞外风霜冻异常，　小池何事旷②如汤？
溶溶③一脉流今古，　不为人间洗冷肠④。

选自《列朝诗集》

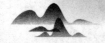

作者简介 ————————————————————————

　　王妃：指明武宗朱厚照的王氏妃子。燕京（北京城西南）人，能诗工书，因才貌得到明武宗朱厚照的宠爱，侍奉蓟州温泉，题诗自书刻石。

注释 ————————————————————————

①汤泉：此指温泉。汤：热水。②旷：广大、开阔。③溶溶：水缓缓流动的样子。
④冷肠：比喻冷漠无情。

● **按　语** ●

　　相传王妃受皇帝宠幸，在蓟州温泉刻石留诗。自古以来，泡温泉就颇受人们喜爱，作为一种养生、健身、保养、美容的方式被广泛使用。东汉时期，我国已有了简单的温泉浴池，并且有"官塘"（供官吏使用）和"民塘"（供老百姓使用）之分。据测定，温泉水大多属于弱碳酸盐型，含有硅酸、重碳酸、钙、镁、钠、铁、碘、溴、硫等矿物质，这些正是人体健康所必需的元素。因此，泡温泉具有活血、行气、解困等作用。

　　但是并不是所有的人都适合泡温泉，患有急性疾病、传染性疾病、心血管疾病的人，以及孕期或经期的女性等，是不适宜泡温泉的。人们应根据自己的情况泡温泉，不宜泡得太久。

秋日闲居

朱阳铸

地僻柴门静不开，明牕①虚室绝尘埃；

应无酷吏催租到，忽有白衣②送酒来；

坐听风声敲翠竹，吟防日影上苍苔③；

乘闲岁月心无累，客至须留泛酒④杯。

选自《明诗综》

作者简介

朱阳铸：明鲁庄王，开国皇帝朱元璋玄孙。著有《尊德堂稿》。

注释

①牕（chuāng）：同"窗"。②白衣：古代官府小吏的服色，此处指送酒的吏人。③苍苔：青色的苔藓。④泛酒：饮酒。

● 按　语 ●

这首诗描述了诗人秋日闲来无事在家消遣作乐的情景。闲来无事，一派肃雅安静之景象，这样的环境里也没有官府催租交粮，多么惬意。更惬意的是，有人送酒来了，听着风声摇动竹子的声音，看到阳光照在绿色的苔藓上，如此气定神闲。这样的场景，充分体现了一个"闲"字。"闲"和"忙"相对，人的一生总有做不完的事情，很多人忙忙碌碌一辈子，到头来碌碌无为。生活中要一张一弛，不能一味地忙碌而不会享受生活，也要有些雅兴，结交几个朋友，游览各处风景，不时小酌几杯，才是快乐的事情。

药名诗

吴承恩

自从益智①登山盟，王不留行②送出城；
路上相逢三棱子③，途中催趲马兜铃④。
寻坡转涧求荆芥⑤，迈岭登山拜茯苓⑥；
防己⑦一身如竹沥⑧，茴香⑨何日拜朝廷？

选自《西游记》

作者简介 ————————————————————————————

　　吴承恩（约1500—约1582）：明文学家。字汝忠，号射阳山人。山阳（今江苏淮安市楚州区）人。著有诗文《射阳先生存稿》，长篇小说《西游记》等。

注释 ————————————————————————————

①益智：中药名，别名益智仁、益智子，姜科山姜属多年生草本植物。②王不留行：中药名，为石竹科植物麦蓝菜的干燥成熟种子。③三棱子：中药名，为黑三棱科植物黑三棱的干燥块茎。④马兜铃：中药名，别名水马香果、蛇参果、三角草、秋木香罐，因其成熟果实如挂于马颈下的响铃而得名。马兜铃为多年生的缠绕性草本植物，其根、茎、果实都称马兜铃。⑤荆芥：中药名，是唇形科荆芥属多年生植物。⑥茯苓：中药名，又称玉灵、茯灵、万灵桂、茯菟、云苓，是多孔菌科真菌茯苓的干燥菌核，常寄生在松树根上，形如甘薯，球状，内部粉色或白色者为白茯苓，外皮淡棕色或黑褐色为赤茯苓。⑦防己：中药名，为防己科植物粉防己的干燥根。⑧竹沥：中药名，是竹子经加工后提取的汁液。⑨茴香：中药名，为伞形科植物茴香的果实。茴香有大茴香、小茴香之分。

● 按 语 ●

这首诗见于《西游记》第36回"心猿正处诸缘伏，劈破傍门见月明"。诗以中药名为题，用了益智、王不留行、三棱子、马兜铃、荆芥、茯苓、防己、竹沥、茴香9个中药名，看似写中药，其实是借中药名描述西天取经的经历。如"王不留行"描写了唐太宗李世民与京城官员为唐三藏送行的场景；"茴香"谐音回乡，指西天取经成功返回，功德圆满。这首诗巧妙地运用了中医药的知识，紧扣小说的故事情节，令人惊叹。

在第28回里，吴承恩还用药名写了一首《西江月》的词："石打乌头粉碎，沙飞海马俱伤；人参官桂岭前忙，血染朱砂地上。附子难归故里，槟榔怎得还乡？尸骸轻粉卧山场，红娘子家中盼望。" 描写了孙悟空对进犯花果山残杀众猴儿的猎户进行抵抗的情景。其中用了乌头、海马、人参、官桂、朱砂、附子、槟榔、轻粉、红娘子9个中药名。

一代文学家又精通中医药学，能够亦文亦医，将文学和中医药学巧妙结合，堪称佳作，值得欣赏学习。

秋日闲居

杨巍

笑我起居处，寥寥一竹床；

长贫谙性命，多病识行藏①。

地与红尘远，秋怜白日②凉。

山僧③久不至，木落④井西堂⑤。

选自《御选宋金元明四朝诗》

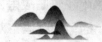

作者简介 ————————————————————————

　　杨巍（1516—1608）：海丰（今山东无棣县）人，号二山，又号梦山。明代重臣，官至吏部尚书。中年始学诗，然能独先清音，自然拔俗，神韵清隽，著有《梦山存家诗稿》。

注释————————————————————————

①行藏：出处，行止。常用以说明人物行止、踪迹和底细等。②白日：白昼，白天。③山僧：僧人自称的谦辞。④木落：树叶凋落。⑤西堂：西边的堂屋。

● 按　语 ●

　　秋天来了，闲来无事，觉得写首诗也很有情调。作者自嘲道"笑我起居处，寥寥一竹床"，自己的住处啥都没有，除了一张竹床。这状况也是够凄凉的，但凄凉的还在后边，因为长期贫困，而且还多病在身，"地与红尘远，秋怜白日凉"，连天地也不作美。这个地方好久没人来了，树叶也开始枯黄落下，尽显秋日落魄凄凉之感。这样的情景，显然是落魄、凄凉的。但很多时候人生不也就如此吗？人的一生能够大富大贵者自然是好，但若是清贫一生、碌碌无为，也不能自暴自弃，相反更应该找寻机会，更好地去提升、完善自己。

摄养诗

龚廷贤

惜气存精更养神，少思寡欲勿劳心。

食惟半饱无兼味①，酒止三分莫过频。

每把戏言多取笑，常含乐意莫生嗔②。

炎凉变诈③都休问，任我逍遥过百春④。

选自《寿世保元》

作者简介 ——

　　龚廷贤（1522—1619）：字子才，号云林，又号悟真子。金溪（今属江西）人，明代著名医家。临证遵古而不拘泥，治多奇中，因愈鲁王元妃之疾，被称为"医林状元"。著有《寿世保元》《万病回春》等。

注释 ——

　　①无兼味：不再品尝其他美味。②嗔（chēn）：嗔怒，生气。③变诈：变虚伪，作假。④百春：百年，百岁。

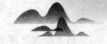

● 按　语 ●

　　这首诗歌是作者根据多年从医治病、保健养生的实践，归纳出的养生保健经验，包含了生活的全部内容。全诗浅显易懂，内涵丰富，是延年益寿之妙诀。诗歌中讲到人要养生，就要敛气保精、清心寡欲、饮食有节、饮酒有度、情绪乐观。该诗对于人们调整心态，面对节奏较快、竞争压力较大的社会环境，有重要意义。

菊 潭①

李蓘

甘菊之下潭水清，上有菊花无数生。

谷中人家饮此水，能令上寿皆百龄。

汉家宰相②亦不俗，月致洛阳三十斛③。

遣踪芜没无处寻，夜雨春风长荆谷。

选自《李翰林集》

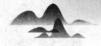

作者简介

　　李蓘（1531—1609）：字子田，号少庄，晚年自号黄谷山人。出生于顺阳（今河南淅川李官桥），祖籍邓州长乐林（今邓州孟楼长乐岭）。著有《黄谷文集》《宋艺圃集》《元艺圃集》《李子田文集》等。

注释

①菊潭，又名菊花潭，现为河南内乡县菊潭公园，被誉为内乡八大景之一。②汉家宰相：汉朝宰相。③斛（hú）：中国古量器名，也是容量单位。

● 按 语 ●

　　菊花是中国历代文人最喜欢写作的题材之一：一是菊花秉性高洁，具有君子风范；二是菊花是很好的中药，受到历代医家和老百姓的喜爱。

　　据李贤等注《后汉书·郡国志》中的"郦县"时载，《荆州记》曰："县北八里有菊水，其源旁悉芳菊，水极甘馨，又中有三十家，不复穿井，仰饮此水，上寿百二十三十，中寿百余，七十者犹以为夭……可见与作者所述的"谷中人家饮此水，能令上寿皆百龄"观点一致，即常饮菊花茶可使人长寿，表明菊花具有良好的养生和药用价值。

园 居

刘伯渊

松际茅檐隔小桥，水滨穿圃^①亦通潮。
得闲独坐翻书卷，有客相过慰寂寥。
方竹岁深栽作杖，大壶^②霜落剖为瓢。
年丰饱吃青精^③饭，莫问仙山路近遥。

选自《明诗综》

作者简介 ————————————————————————————————

　　刘伯渊（1538—1640）：字静之，号念亭，浙江慈溪人，明代官员、书法家，著有《灌息亭集》。

注释————————————————————————————————————

　　①圃：种植菜蔬、花草、瓜果的园子。②壶：壶芦，即葫芦。③青精饭：又称乌米饭，用糯米混合乌饭树汁液蒸煮而成。

● 按 语 ●

　　这首诗描述了田园生活的情景。花园里有松树、茅草屋子、小桥流水，显示了一派寂静安然的景象。诗人闲来一人独坐，看书学习，有客人来了就说说话，打发寂寞时光。院子里多年的竹子可以做成拐杖，霜降后的葫芦也可以做成瓢。日子风调雨顺，能够吃上饱饭和美食，眼前这么好的生活不就是神仙般的生活吗？如此，就不再需要羡慕神仙、追求神仙了。

养生①法

王象晋

问予何事容颜好，曾受高人秘法传。
打叠②身心无一事，饥来吃饭倦来眠。

选自《清寤斋心赏编》

作者简介

王象晋（1561—1653）：字荩臣，一字康侯，号康宇，山东新城人，明代官吏，文学家、农学家，旁通医学。

注释

①养生：原指道家的修炼方法。养，即调养、保养、补养之意；生，即生命、生存、生长之意。现代意义的"养生"指的是根据人的生命过程规律主动进行物质与精神的身心养护活动。

②打叠：收拾，安排。

● 按　语 ●

随着人们物质文化生活水平的不断提升，对生命质量有了更高的要求，社会上出现了养生热。这首诗直言养生，切中时下许多人的愿望。养生靠什么？王象晋这首诗简单明了，非常直白"问予何事容颜好，曾受高人秘法传"。说是高人指点、秘传，实际上不过是"打叠身心无一事，饥来吃饭倦来眠"，如此简单罢了。

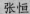

合欢诗

张恒

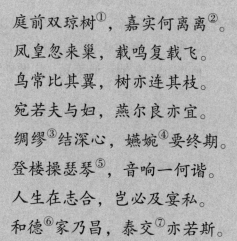

庭前双琼树①，嘉实何离离②。

凤皇忽来巢，载鸣复载飞。

鸟常比其翼，树亦连其枝。

宛若夫与妇，燕尔良亦宜。

绸缪③结深心，嬿婉④要终期。

登楼操瑟琴⑤，音响一何谐。

人生在志合，岂必及宴私。

和德⑥家乃昌，泰交⑦亦若斯。

选自《历代咏物诗选》

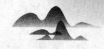

作者简介 ————————————————————————————————————

　　张恒：字伯常，明嘉定人，万历年间进士，曾任江西参议、右参政。

注释 ——

①琼树：树木的美称。②离离：浓密貌，井然有序貌。③绸缪（chóu móu）：缠绵，情意深厚。
④嬿婉（yàn wǎn）：和美。⑤瑟琴：琴瑟和鸣。⑥和德：德和，谓家人同心同德。
⑦泰交：语出《易·泰》"天地交，泰"，此处指夫妻和谐美满。

● 按　语 ●

　　这是一首以合欢树为题的神仙情侣诗歌。作者的描述细致入微、引人入胜。院子里有两棵合欢树，树上的果实长得很好，引得凤凰都来筑巢，凤凰一边叫着，一边比翼齐飞，如同连枝的合欢树一样，象征着美好甜蜜的生活。但是美好的情景不能够长久，总有结束的时候，所以作者感叹"人生在志合，岂必及宴私"，要找些志同道合的人；一家人同心同德，方会万事昌顺，夫妻之间要想长久地和谐美满，也要如此。

蕲 艾

陶允宜

七年之病三年艾①，起死回生人所赖。
芃芃②白叶功为最，麒麟山上王城在③。
索取其中却其外，出入颇烦阍者④怪。
何时断种出野菜，火病棰痕⑤两无害。

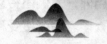

选自《明诗综》

作者简介 ————————————————————————————

　　陶允宜：绍兴陶堰人，明末进士，官至兵部员外郎，有《镜心堂集》。

注释 ————————————————————————————

①"七年"句：语出《孟子·离娄上》："犹七年之病，求三年之艾。"②芃芃（péng
péng）：植物茂盛的样子。③麒麟山：山名，在蕲州（治今湖北蕲春）。王城：明正统
八年蕲州奉命建荆王府，府址在州治城内麒麟山西北麓。④阍者：守门人。阍（hūn）：门。
⑤棰痕：捶打的痕迹。

● 按　语 ●

　　这首诗描述的是蕲州的艾，特别讲到"七年之病三年艾，起死回生人
所赖"，其实孟子的原意是指：多年的疾病不是几天就能治好的，凡事都
要提前做准备，事到临头再想办法就来不及了。此处诗人借用来描述陈艾
的药用价值和疗效。麒麟山上王城那里的艾叶最好，但要出城采集，十分
不方便。什么时候采集艾叶就像挖野菜一样容易就好了。

　　艾草是一种常用中药，性味苦、辛、温，入脾、肝、肾。艾见之于

医书最早的为战国时期的《五十二病方》。稍后的《黄帝内经·灵枢》有"其治以针艾"的描述。我国最早的诗歌文献《诗经》即有艾，曰："彼采艾矣，一日不见，如三岁矣。"屈原《离骚》云："户服艾之盈要兮，谓幽兰其不可佩。"《孟子》一书载："犹七年之病，求三年之艾。"《庄子》有"越人熏之以艾"之言。《春秋外传》有"国君好艾，大夫知艾"之语。《说文解字》释其义："灼出艾火曰灸"。《本草纲目》记载："艾以叶入药，性温、味苦、无毒、纯阳之性，通十二经，具回阳、理气血、逐湿寒、止血安胎等功效，亦常用于针灸。"故又被称为"医草"。

现代人利用艾草养生已经十分成熟，除了药用和食用外，人们还将艾叶晒干捣碎获得的"艾绒"制成艾条使用，已经普遍被众多家庭所接受和认可。

渔　翁

李梴

少商^①湖海一渔翁，鱼际^②太渊^③任转蓬^④。

漫道经渠^⑤不可测，还数尺泽^⑥起蛟龙。

选自《子午流注说难》

作者简介

李梴 (chān)：字建斋 (一作梴斋)，江西南丰人，明代著名儒医，著有《医学入门》。将传统中医穴位与中国古典诗歌相结合，是其所创的"穴位即景诗"的特色。

注释

①少商：穴位名称，位于手部大拇指指甲外侧。②鱼际：穴位名称，在拇短展肌，拇指对掌肌之边缘，因此处肌肉丰隆，形如鱼腹，故名。际：边际。③太渊：穴位名称，属于手太阴肺经之原穴。④转蓬：随风飘转的蓬草，比喻身世飘零。⑤经渠：穴位名称，出手太阴肺经，位于桡骨茎突内侧，腕横纹上一寸，桡动脉桡侧凹陷中。⑥尺泽：属手太阴肺经的合穴，位于肘横纹中，肱二头肌腱桡侧凹陷处。

● 按　语 ●

　　这首诗以手太阴肺经的穴位少商、鱼际、太渊、经渠、尺泽为引，描写了一个在湖海垂钓的渔翁，奔走于江湖之间，行踪无定，身世飘零。而这个渔翁却心怀抱负，有何日缚苍龙的豪情。诗歌前两句潇洒平淡，后两句却叵测激荡、举重若轻。正如做人，虽历经风雨，但却不可失了豪迈之气。又如同经穴中所含的医理，将这几个穴位运用得当，可达到豁然去病的奇效。

夜　色

李梴

商阳①茅屋二三间②，合谷③阳溪④第几湾；
九曲池⑤边云影谈，港天星斗浴波澜。

选自《子午流注说难》

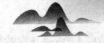

注释

①商阳：穴位名称，位于人体的食指末节桡侧，距指甲角0.1寸。②二三间：穴位名称，二间穴位于手指第2掌指关节桡侧远端赤白肉际处。三间穴位于手背第2掌骨桡侧，掌骨小头后方凹陷处，握拳取穴。③合谷：穴位名称，位于手背第1、2掌骨间，位于第2掌骨桡侧的中点处。④阳溪：穴位名称，位于腕关节桡侧，拇指向上翘时，当拇短伸肌腱之间的凹陷中。⑤曲池：穴位名称，位于肘横纹外侧端，屈肘，当尺泽与肱骨外上髁连线中点。

● 按　语 ●

　　翻过一个山谷，越过几道河湾，在商山南坡有两三间茅屋，池塘中倒映出淡淡的云影，夜空中漫天星斗忽明忽暗，主人翁生活在如此惬意的环境中，有种"海风碧云，夜渚月明"的气定神闲，让人感受自然的节律和人体的和谐，体会到天人合一的无穷奥妙。

题画《绣球》

朱耷

人打球来马打球①，年年二月百花洲②；
百花二月春风暮，谁共美人楼上头。

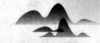

选自《历代题画诗》

作者简介

朱耷（1626—1705）：清初画家，谱名统鍪，江西南昌人。明宁王朱权后裔。明亡，一度为僧，又当道士。有雪个、个山、人屋、八大山人等别号。擅水墨花卉鱼鸟，笔墨简括，极富个性。题诗亦含意隐晦，寓亡国之痛。

注释

①马打球：即马球，古代称为"击鞠"，又称为"波斯球"，始于汉代，兴于唐宋。②百花洲：今南昌市内的东湖畔。

● 按 语 ●

这首诗描述了贵族们打马球的场景，是作者由绣球联想到的旧时情景。朱耷是明太祖朱元璋第十七子朱权的九世孙，自幼生活在皇族之家，在南昌百花洲度过了美好的童年。

但是随着明朝败落，朱耷后来不得不削发出家，自然是从富贵落到了贫贱，很多美好的生活也只能在梦中相见了。一个"暮"字点出百花洲早已物是人非，失去了往日的风采，就像作者的一生跌宕无常。花无百日好，人要学会居安思危。

禅 诗①

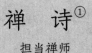

担当禅师

避影②而今计已安，一亭压破万重峦。
摸③嫌此老犹多事，海阔须从高处看。

选自《餐园集》

作者简介

担当禅师（1593—1673）：出家后名普荷，又名通荷，号担当，云南晋宁人，明末清初大书画家，诗、书、画三绝，世称"三绝和尚"。

注释

①禅诗：指与念佛、参禅相关的诗，是富含禅理、禅意的诗词作品。②避影：避开身影、避匿行踪。这里指出家。③摸：通"莫"，"不"的意思。

● 按 语 ●

担当禅师自幼天资聪慧，勤读诗书，长于绘画。明末朝廷腐败，其愤然削发为僧，在宾川鸡足山致力于诗画创作。其诗苍劲豪迈，长于草书，擅长画水墨山水和人物，形式自由豪放，不拘一格，世称"诗、书、画三绝"。这首诗描绘了他出家后的心境，有种超然洒脱、淡泊于世的情感。"摸嫌此老犹多事，海阔须从高处看"，其中感慨，值得用心体会。

作为老年人，身体大不如青壮年时期，有时候自己常常感叹老不中用，也常因为子女亲朋嫌弃事多而心里不平衡。在这样的情况下，要摆正心态，要豁达地看待年老，要像担当禅师一样"海阔须从高处看"，活得平和、洒脱一点。

吊医圣张仲景先生

戴上遴

长沙贤太守^①，金匮易乌纱^②。
桔圃^③存棠阴^④，蒲鞭^⑤寄杏花^⑥。
济民仁政合，寿世^⑦德功嘉。
回首烧丹^⑧处，犹余落照霞。

《康熙南阳府志·艺文志》

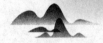

作者简介

戴上遴：明末清初南陵（今属安徽）人，号溉轩，清顺治十一年（1654 年）岁贡生，曾任南阳知县。

注释

①太守：据传张仲景曾被举为孝廉，出任长沙太守。②"金匮"句：意为张仲景辞官行医。金匮：古代用于收藏名贵物品的盒子。③桔圃：橘园。④棠阴：棠树之荫，比喻恩德惠行。阴：通"荫"。⑤蒲鞭：即以蒲草为鞭。表示刑罚宽仁。《后汉书·刘宽传》载："吏人有过，但用蒲鞭罚之，示辱而已。"⑥杏花：相传三国时名医董奉为人治病，不收酬金，只求痊愈的病人为其种植杏树数株。数年后杏树蔚然成林，杏花如锦。此处比喻医者的仁爱之心。此典出自晋葛洪《神仙传》。⑦寿世：使世间人长寿。⑧烧丹：炼丹。诗中借指张仲景行医。

● **按　语** ●

这首诗是作者拜谒医圣祠所作的感怀诗，颂扬了医圣张仲景济世救民的高尚品质。诗的开头两句描述了张仲景为钻研医学，不惜辞官献身医学的高贵品行。然后通过医药典故与历史典故的连用，既说明了张仲景存仁心、施仁术、造福后世，也点出了张仲景的仁德、仁爱之心。第三句将张仲景的仁德、仁爱与儒家素来所提倡的"仁政"相比拟，凸显了"不为良相，愿为良医"的处世理念。结尾则表达了作者悠悠怀念与崇敬之思，为读者留下了无尽遐想。

康熙晚年所作"养生诗"

爱新觉罗·玄烨

淡泊生精液①，清虚②乐有余。

鬓霜惭薄德，神惫恐高誉。

苦好山林趣，深耽性道书。

山翁多耄耋③，粗食并园蔬。

选自《晚晴簃诗汇》

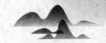

作者简介 ————————————————————————————————

　　爱新觉罗·玄烨（1654—1722）：清代皇帝。世祖第三子。年号康熙。清定都北京后第二位皇帝，1661—1722 年在位，是中国历史上在位时间最长的皇帝。

注释 ————————————————————————————————

①精液：即津液。②清虚：清净虚无。③耄耋（mào dié）：八九十岁，指年纪很大的人。

● 按 语 ●

　　这首诗是清朝皇帝康熙所作，其言"朕自幼不喜厚味，今年登古稀，深知粗食软蔬足以颐养天和，有人进蒌蒿苦麻者因而书怀"，看来康熙皇帝也是一个很懂养生的人。

　　这首诗讲到了人生之乐，如何对待道德、情志、荣誉，以及怎么养生保健。首句所言"淡泊生精液，清虚乐有余"，淡泊名利，心存正气，才能身体清爽，津液不浊，如此才能体会到无限的乐趣。而后讲到"鬓霜惭薄德，神惫恐高誉"，不能随着年岁渐老而放弃道德要求，要正确地对待名誉地位。"苦好山林趣，深耽性道书"，同时也要找寻些乐趣，平日多读书学习。康熙还发现山中高寿之人，都喜欢粗茶淡饭，这也是长寿的秘诀之一。

七 夕

任崧珠

银河明明影欲泻，微凉飒飒初秋夜。

共道天孙①会佳期，金盆玉斝②陈花下。

东家少妇乞智慧，西家儿郎乞富贵。

隔院微闻喧笑声，此时侬亦临阶砌。

阶前再拜谆谆③祷，不乞荣华不乞巧。

神仙若问意何求，但愿朱颜④长久好。

选自《晚晴簃诗汇》

作者简介 ——————————————————————————————

任崧珠：女诗人，字端卿，震泽（治今江苏省苏州市吴中区西南）人。著有《瑶清仙馆草》。

注释——————————————————————————————————

①天孙：即织女星。民间传说牵牛、织女分居天河两岸。每年农历七月初七的夜晚，千万只喜鹊飞来，搭成鹊桥使之相会。后遂用"天孙"等为典谓使男女结合，夫妻相聚，也用以咏七夕。②斝（jiǎ）：古代酒器。③谆谆：恳切的样子。④朱颜：红润美好的容颜。

● 按 语 ●

七夕是我国重要的传统节日。为了迎接七夕的到来，少女们都要乞巧，就是祈祷让自己变得聪明伶俐、心灵手巧，将来找个如意郎君。如此美好的节日，人们用美酒金盆在花下静静地等候，有求智慧的，有求富贵的，各有所求。诗人"不乞荣华不乞巧"，只希望得到美好的容颜，永远年轻漂亮。

庚子二三月之间

傅山

岂非物外人，经纶①为谁瘁。

细雨杏花下，今古得小憩。

物皆有自然，颜色谁点缀。

山河气概②间，转更增妩媚。

游凫③溯前渠，春绿艳于醉。

诱心如孩提④，酣然冀一睡。

选自《霜红龛集》

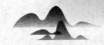

作者简介 ————————————————————————————

　　傅山（1607—1684）：明清之际思想家、书法家、医学家。初名鼎臣，字青竹，后改字青主，山西阳曲人。

注释————————————————————————————

①经纶：引申为筹划治理国家大事。②气概：举动或气势。③凫（fú）：水鸟，又叫野鸭。④孩提：孩童。

● 按 语 ●

　　这首诗韵味深厚，特别是最后一句"诱心如孩提，酣然冀一睡"，充满童真和趣味。

　　日常生活中，人们忙忙碌碌，操心生活、家庭、子女、工作和人情世故，但再忙碌也要注意休息。"物皆有自然"，看着眼前的山河风光、野鸭戏水、春色浓郁，仿佛回到了孩童时代。人要学会感悟生活、享受生活，有时候也可以像小孩子一样找寻自由的快乐。

谢赠杏酪①

厉鹗

鹅玉乳色白胜酥，仙杏为浆雅称无。

寒食②和饧③传故事，鼎娥④候火⑤费工夫。

口香三日惊犹在，肺气兼旬觉顿苏。

重器携来情不浅，食经端为起诗癯⑥。

选自《樊榭山房集》

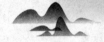

作者简介 ————————————————————————

　　厉鹗（1692—1752）：清文学家。字太鸿，号樊榭，浙江钱塘（今杭州）人。工诗词。著有《樊榭山房集》《辽史拾遗》《宋诗纪事》等。

注释 ———————————————————————————

①杏酪：即杏仁粥。古代多为寒食节食品。②寒食：即寒食节。③饧（xíng）：指糖稀，也指糖块、面剂子等变软。④鼎娥：管烹调的女子。⑤候火：此处指烧火做饭。⑥诗癯（qú）：清瘦的诗人。

● **按　语** ●

　　这首诗以感谢送杏酪为题，先描述了杏酪的特征——"鹅玉乳色白胜酥，仙杏为浆雅称无"，这么好的东西，像鹅玉般洁白如酥；又描写了吃杏酪时节和制作过程之精细。"口香三日惊犹在，肺气兼旬觉顿苏"，杏酪口感香甜，余味无穷，更兼理气润肺之效。这份赠杏酪的情谊，让诗人心怀谢意。杏仁是蔷薇科杏的种子，是一味常用中药，分为甜杏仁和苦杏仁，具有祛痰止咳、平喘、润肠之功效。用甜杏仁加工的杏仁茶、杏仁露等是健康饮品，也是很好的药膳。

咏甘菊

郑燮

南阳甘菊多耆旧^①，万古延年一种花。

八十老人勤采啜^②，定教霜鬓变成鸦^③。

选自《郑板桥集》

作者简介 ————————————————————————————————

郑燮（1693—1765）：清代书画家、诗人。字克柔，号板桥，江苏兴化人，"扬州八怪"重要代表人物。

注释 ————————————————————————————————

①耆（qí）旧：指年高而有声望的人。②啜（chuò）：小口饮。③"定教"句：定能让白色的鬓发变得乌黑。

● 按　语 ●

这是郑板桥为南阳菊潭题的诗，以此盛赞当地长饮菊潭水的老人活到八十岁的年纪还非常健康，雪白如霜的鬓发又变成乌黑色了。关于菊花，《神农本草经》记载："久服利血气，轻身，耐劳，延年。"李时珍在《本草纲目》中说："其苗可蔬，叶可啜，花可饵，根实可药，囊之可枕，酿之可饮，自本至末，罔不有功。"可见菊不论是苗、叶还是花和根，从根到梢，靡不有功，一身都是宝。提到名产地的菊花，人们往往不约而同地会想到浙江杭州的"杭菊花"、河南焦作的"怀菊花"、安徽滁州的"滁菊花"，等等。其实，菊花的原产地和古代最著名的菊花产地并不在上述几个地方，而是在河南省南阳市内乡县西北的菊花山（今属西峡县）的菊潭。

晋代葛洪的《抱朴子内篇》卷十一云："南阳郦县山中有甘谷水，谷水所以甘者，谷上左右皆生甘菊，菊花堕其中，历世弥久，故水味为变。其临此谷中居民，皆不穿井，悉食甘谷水，食者无不老寿，高者百四五十岁，下者不失八九十，无夭年人，得此菊力也。"这是关于南阳菊潭较早的记载。

菊潭是菊花潭的简称，菊花山间，山菊青青，泉流潺潺，交汇成潭，故称菊潭，又称菊水，古为南阳内乡八大景之一。菊花山、菊潭在当时形成了集山水美景、交通要冲为一体的地域优势。因此，文人墨客、仕者名流多在此感慨留恋。自唐以来，众多著名诗人为菊潭留下诗句。

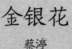

金银花

蔡淳

金银赚尽世人忙，花发金银满架香。
蜂蝶纷纷成队过，始知物态也炎凉。

选自《金陵诗征》

作者简介 ————————————————————————————————

蔡淳：清代诗人。

● 按　语 ●

　　这首诗以中药金银花为题，借物言性，一语双关。金银者，一方面是指金银花的特征，花刚开时为白色，几天后变成金黄色，一花两色，所以叫作金银花。金银花性甘寒，气味芳香，清热又不伤胃，有宣散风热、清热解毒之效。另一方面金银又是财富。《史记》所言"天下熙熙皆为利来，天下攘攘皆为利往"，这就是"金银赚尽世人忙"。金银花开出了两色的花朵，花架上都飘散的花香吸引来了成群结队的蜂蝶。但是蜂蝶过后又如何呢？花开花落，自然凋亡，这就是自然界的规律，有热闹也有凄凉。而作者以此来比喻人生、感叹人生，告诫人们对待金钱要有正确的态度，要取之有道，用之有度，在金钱面前要保持头脑清醒。

药名岁交^①诗·元旦

朱望予

合欢^②门内各怡然，五味^③辛盘共庆年。

把盏红椒^④浮绿酒，拥炉苍术^⑤起青烟。

雪留砌畔天花^⑥积，冰结阶前^⑦地骨^⑧坚。

祝愿儿曹添远志^⑨，白头翁^⑩更寿绵绵。

选自《坚瓠补集》

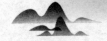

作者简介 ——————————————————————————————

朱望予：又名朱星子，清代诗人。

注释————————————————————————————————

①交：到，至。②合欢：中药名。③五味：五味子，中药名。④红椒：中药名。此处指酒的辣味。⑤苍术（zhú）：中药名。⑥天花：天花粉，中药名。⑦阶前：阶前草，中药名。⑧地骨：地骨皮，中药名。⑨远志：中药名。⑩白头翁：中药名。此处借指老人。

● 按 语 ●

这首诗充满了中国农历新年的韵味，描写了古人守岁时喜庆的心情。屋外白雪堆积，庭前石阶冻结。屋内全家人围炉而坐，共享美酒佳肴，彼此送上祝福，希望儿孙们树立远大志向，祝愿老人们福寿绵长，一幅其乐融融、幸福安康的画面。特别是诗人把合欢、五味子、红椒、苍术、天花、阶前草、地骨皮、远志、白头翁等中药名串起来，给新春佳节增添了喜庆和吉祥的气氛，展示了作者深厚的中药学功底。诗歌对仗工整，韵律和谐，意境独特，值得寻味。

新正十一日还山

袁枚

自觉山人①胆足夸，行②年七十③走天涯。

公然一万三千里，听水听风笑到家。

选自《小仓山房文集》

作者简介

　　袁枚（1716—1798）：清诗人。字子才，号简斋、随园，浙江钱塘（今杭州）人。其诗多抒发闲情逸致，以新颖灵巧见长。著有《随园诗活》《子不语》等。是历史上的长寿作家之一。

注释

　　①山人：袁枚的自称。②行：到。③七十：七十岁。

● 按 语 ●

　　清代文豪袁枚七十岁高龄时还从安徽到江西、广东、广西等地游历，途经风景胜地黄山、庐山、桂林、洞庭湖，一路寻幽访胜，行程一万余里，留下了豪情满怀的诗篇。袁枚喜欢旅游，寄情于山水，既陶冶了自己的性情，又锻炼了身体，最终活到了八十二岁的高龄。"公然一万三千里，听水听风笑到家"展现了诗人豪迈的性格和健康的体魄。这首诗是作者对自然情感的真实抒发，痛快淋漓，给人以美的享受。

遣 怀

袁枚

一笑老如此，做何消遣之？
思量无别法，惟有多吟诗。

选自《小仓山房文集》

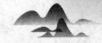

● 按 语 ●

清代著名诗人袁枚主张动静结合，在读书学习中要参加一些力所能及的劳动，这也是一种消遣的方式。但是老了不能参加劳动了又该怎么办呢？那就多写写诗歌作为消遣吧。品诗，是人的一个重要的人文素养，它可以提升个人的精神气质，使人变得高雅脱俗。因为诗歌是个人志趣的体现，可以抒发情感，甚至可以排解忧愁。吟诗是一种雅趣，可以以文会友，交流心得，修身养性。袁枚在《遣怀杂诗》中谈及自己作诗时写道："譬如将眠蚕，尚有未尽丝，何不快倾吐，一使千秋知。"在他那部《随园诗话》中，绝大部分作品都是基于这一心理而写成的。

病后作

袁枚

寄语衰年人①，寒暑宜周防。

天不轻作秋，一雨一回凉。

人不容易老，一病一颓唐②。

我年六十四，今春犹聪强。

上山不嫌高，坐夜不厌长。

有时逸兴发，跳跃如生獐③。

人皆笑此翁，童心犹未忘。

无端秋一疟④，吾精竟消亡。

览镜不相识，栾栾⑤瘦异常。

加餐辄腹闷，多言复气伤。

仿佛傅元言，欲舍形高翔。

回思春日健，并未隔千霜。

如何我羡我⑥，已作两人望⑦。

始知将尽灯，不可复扇扬。

又如将落叶，何堪风再戕。

选自《小仓山房文集》

注释

①衰年人：老年人。衰年：衰老之年。②颓唐：萎靡不振的样子。③生獐：又称土麞、香獐，

是小型鹿科动物之一。④秋一疟：即秋疟。《灵枢·论疾诊尺》："夏伤于暑，秋生痎疟。"此"疟疾"不同于现代医学上所指的经蚊叮咬或输入带疟原虫者的血液而感染疟原虫所引起的虫媒传染病。⑤栾栾（luán luán）：身体瘦瘠貌。⑥我羡我：自己贪羡于自己的健康。⑦两人望：病前病后身体状况判若两人。

● 按　语 ●

这首诗是袁枚在生完一场大病后所作，其中劝诫老年人的活动值得重视与深思。袁枚在六十四岁那年本来以为自己身体还好，说到"我年六十四，今春犹聪强。上山不嫌高，坐夜不厌长。有时逸兴发，跳跃如生獐。人皆笑此翁，童心犹未忘"。结果秋天突然得了一场大病，"无端秋一疟，吾精竟消亡"。一病过后，诗人深有感触，"揽镜不相识，栾栾瘦异常。加餐辄腹闷，多言复气伤。仿佛傅元言，欲舍形高翔"。看来这次病得不轻，脸也瘦了，稍微吃些东西肚子就发胀，消化功能也不好了，多说几句话就气喘吁吁，一派虚弱之相。

为什么身体好端端的会出毛病呢？诗人认为是"我羡我"，即自己贪羡于自己的健康，从而放松了保重身体的缘故。日常也经常听到一些人，说自己身体这么壮，怎么会得病呢？所以常常讳疾忌医，得了病也不看，硬拖着，结果小病发展成大病。这就教育人们，生老病死是自然规律，一定要时刻爱护身体。

喜 老

袁枚

嫫母①不知丑，西施不知好。

我亦将毋同，八十不知老。

何物是真吾？身在即为宝。

就使再龙钟②，凭人去笑倒。

试问北邙山③，年少埋多少。

选自《小仓山房文集》

注释

①嫫母：我国人文始祖黄帝的妻室，同时也是我国古代有名的四大丑女之首，又称丑女。
②龙钟：年老体衰、行动不便的样子。③北邙山：位于河南省洛阳市北，黄河南岸。古人有"生于苏杭，葬于北邙"之说。

● 按 语 ●

人的衰老是不可逆的自然规律，老年是不可逾越的必经阶段，每个人都有变老的那一天。年老时候，如何安享晚年，心态很重要。这首诗中袁枚以嫫母、西施为例：嫫母虽丑陋但心地善良，能辅佐黄帝成大业；西施虽美也有不足的地方。那么自己已到了八十岁，什么才是最重要的呢？当然是身体。"就使再龙钟，凭人去笑倒"，要搞好身体就要豁达大度，要加强锻炼，积极参加活动，多交流学习，让晚年生活丰富多彩。同时，生病了就要及时接受治疗，防患于未然，方可无病无灾，长寿百年。

老 行①

袁枚

老行千里全凭胆，吟向千峰屡掉头②；

总觉名山似名士，不蒙③一见不甘休。

选自《小仓山房文集》

注释

①老行：临老而行，即老人远行、旅游之意。②掉头：回头，放弃不去的意思。③蒙：敬辞。

● 按 语 ●

古人将"读万卷书，行万里路"作为一种境界。外出旅行，游览名山大川，欣赏各地的风土人情，能够陶冶情操，增长见识，修炼心境。袁枚晚年心态很好，坚持游山玩水，踏遍青山，阅尽千峰，他将其作为一种好的养生方式。现在有很多老年人喜欢旅行，大家结伴同游，兴致高昂，即如袁枚所讲的"全凭胆"的精神。把名山看作一个个名士去拜访学习，不亲眼见识一番不愿罢休。这也体现了袁枚不服老的精神。当然，作为老年人也需要量力而行，不能一味逞强，要根据自己的身体素质来选择适当的方式。

八十自寿

袁枚

潇洒一生无我相，逢迎到处有人缘。

桑榆①晚景休嫌少，日落红霞②尚满天。

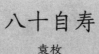

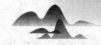

选自《小仓山房文集》

注释

①桑榆：传说中太阳落山的地方。比喻晚年，垂老之年。②红霞：此处指晚霞。比喻人到晚年。

● 按　语 ●

常言说，人活七十古来稀。在古代，长寿老人并不多，袁枚八十耄耋，仍能作诗自勉，实在令人唏嘘和佩服。诗中回顾了他的一生："潇洒一生无我相，逢迎到处有人缘。"一生潇洒自在，无怨无悔，坦坦荡荡，到处结善缘，与人关系和睦，此生足矣！现在虽然年纪大了，但仍要奋进不息，"日落红霞尚满天"就表现出了他不服老的乐观主义精神。正如袁枚在《湖上杂诗》中写道："葛岭花开二月天，游人来往说神仙。老夫心与游人异，不羡神仙羡少年。"袁枚一生号称传奇，特别是在养生保健方面有自己深刻的体会，这些都值得人们去思考。

谢张止厚良剂除痢

袁枚

药可通神①信不诬②，将军③竟救白云夫④。
医无成见心才活，病到垂危胆亦粗。
岂有鸩人羊叔子？⑤欣逢圣手谢夷吾⑥！
全家感谢回生力⑦，料理⑧花间酒百壶。

选自《小仓山房文集》

注释————————————————————————————

①药可通神：药物效果非常好，出乎意料的神奇。②诬：瞎说，把没有的事说成有。③
将军：即大黄，中药名。《神农本草经》言："荡涤肠胃，推陈致新，通利水谷，调中
化食，安和五脏"，但药性猛烈，体弱及老年人慎用。④白云夫：指老人。白云：白发。
⑤"岂有"句：原句见于《三国演义》第一百二十回"岂有鸩人羊叔子哉，汝众人勿疑"。
鸩（zhèn）人：鸩是一种中国传说中的毒鸟，这里指用毒药杀人。此句表达一种深信不
疑的意思。羊叔子：名祜，字叔子，泰山郡南城县人，三国时期政治家、文学家。⑥谢夷
吾：字尧卿，东汉会稽山阴人（今浙江省绍兴）。学风角占侯之术。太守第五伦擢其为郡
督邮。后举孝廉，出任寿张县令，后任荆州刺史。此句指遇到医学圣手之意。⑦回生力：
挽救生命的力量。⑧料理：吃饭之意。

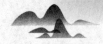

● 按　语 ●

　　袁枚曾患下痢，医者用人参、黄芪等补药治疗，病情却逐步加重。老
友张止厚赠以"制大黄"，袁枚服之，三剂而愈，于是赋诗致谢。让袁枚
感到神奇的是，不起眼的大黄竟然胜过大补的人参、黄芪，由此感悟"药
可通神信不诬"。实践出真知，只有亲身体会到了神奇的疗效才能更加信
服中医药。诗中也讲到了医生与患者信任的问题，患者要信任医生，就如

三国时期羊祜、陆抗的佳话，尽管战场上是对手，但是依旧相互信任。对待救死扶伤的医生，我们要心存感激之情。

大黄作为临床常用药物，有很好的功能。元朝王好古在《汤液本草》中说："大黄，阴中之阴药，泄满，去陈垢而安五脏，谓如定勘祸乱以致太平无异，所以有将军之名"。但自古以来，人好补成风，喜欢吃补阳药、补阴药，补养保健品盛行，甚至有"人参杀人无过，大黄救人无功"的说法。实际上，中医讲究辨证施治，有什么样的病情就用什么样的药，是用补药还是泻药都要依据病情，而不是患者好恶。所以袁枚指出"医无成见心才活"，治疗疾病要对症下药，而不是投病人所好。

沅甫弟四十一初度（其一）

曾国藩

左列钟铭右谤书①，人间随处有乘除。
低头一拜屠羊说②，万事浮云过太虚③。

选自《曾文正公集》

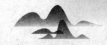

作者简介 ————————————————————————————————

　　曾国藩（1811—1872）：字伯涵，号涤生，湖南湘乡白杨坪（今属双峰）人，中国近代政治家。

注释 ————————————————————————————————————

　　①"左列"句：一半功名一半恶名。钟铭：钟上的铭文，此处指功名。谤书：诽谤人的信件或书籍，此处指不好的名声。②屠羊说：典见《庄子·让王篇》，楚国隐士。这里指拒名拒利的人。③太虚：老子《道德经》认为，道大而虚静。所以，这里的"太虚"实际上就是指老子、庄子所说的道。

● 按 语 ●

　　这是曾国藩为祝贺其弟弟曾国荃四十一岁生日所作的一首诗，也是作为一个兄长对弟弟的衷心告诫，教育他在人世间如何做人做事。人生一世，有功有过，有喜有忧，有肯定的就有否定的。就如曾国藩所言"左列钟铭右谤书"，一边是褒奖、表彰，一边也有负面评说。有得必有失，凡事不能做得太满，要"人间随处有乘除"，得意时候不忘形，失意之时不消沉。要像隐士屠羊说一样，看淡功名利禄，"功成，名遂，身退。天之道也"。"万事浮云过太虚"，若能调整好自己的心态，那么便可超凡脱俗、远离尘世，心中一片安定淡然。